DES

PARALYSIES DIPHTHÉRITIQUES

PAR

Paul MAGNE.

Docteur en médecine de la Faculté de Paris.
Ancien interne des hôpitaux,
Médailles de bronze de l'Assistance publique.

PARIS
OCTAVE DOIN, LIBRAIRE-EDITEUR
2, RUE ROTROU, 2

1878

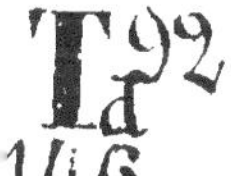

DES

PARALYSIES DIPHTHÉRITIQUES

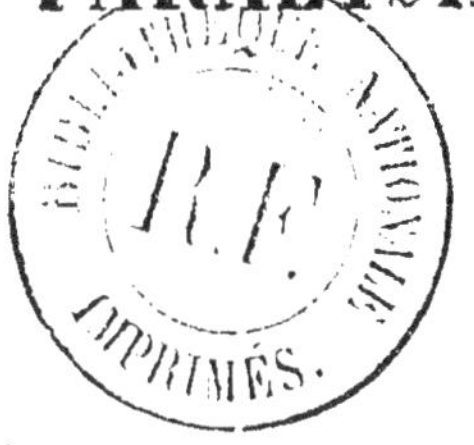

PAR

Paul MAGNE.

Docteur en médecine de la Faculté de Paris.
Ancien interne des hôpitaux,
Médailles de bronze de l'Assistance publique.

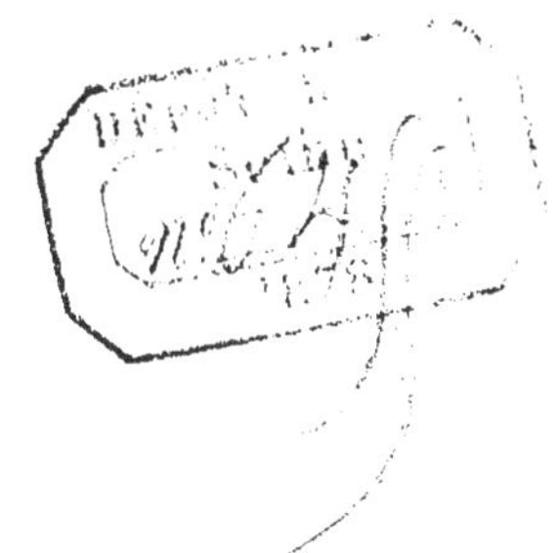

PARIS
OCTAVE DOIN, LIBRAIRE-EDITEUR
PLACE DE L'ODÉON

1878

DES

PARALYSIES DIPHTÉRITIQUES

A la suite de presque toutes les affections aiguës, on peut voir survenir des troubles paralytiques, et les auteurs qui se sont occupés de cette question ont eu, ce nous semble, le tort de ne pas assez tenir compte de la nature de l'affection, cause première de la paralysie.

Nous avions d'abord entrepris de tracer l'histoire des paralysies consécutives aux maladies infectieuses. Mais nous avons reculé devant l'étendue de ce travail, qu'il serait d'ailleurs difficile de mener à bonne fin, étant donné le peu d'étendue des connaissances anatomo-pathologiques actuelles, aussi nous sommes-nous restreint, nous bornant à l'étude des plus fréquentes de ces paralysies, les *paralysies diphthéritiques.*

Ces paralysies sont elles-mêmes tellement variées dans leur forme, qu'il est nécessaire de les classer.

Elles peuvent, en effet, ou rester localisées à un petit nombre de muscles, ou s'étendre au contraire à la presque universalité du système musculaire, d'où la division naturelle de *paralysies localisées* et de *paralysies généralisées*, cette dernière expression n'ayant évidemment pas son sens littéral.

La paralysie peut porter son action principalement sur les muscles de la vie de relation ou sur les muscles de la vie organique.

Elle peut abolir exclusivement soit la sensibilité, soit la motilité ; dans la plupart des cas cependant, ces deux grandes fonctions sont altérées simultanément quoique à un degré différent.

Nous pourrions aller plus loin et diviser les paralysies de la motilité en paralysie complète et paralysie incomplète, mais presque jamais, pour ne pas dire jamais, on n'a observé de paralysie absolue. C'est toujours une simple parésie plus ou moins prononcée : les malades ne peuvent pas se tenir debout, mais ils pourront dans l'immense majorité des cas exécuter des mouvements plus ou moins étendus sur le plan de leur lit ; la déglutition est difficile, mais elle est possible, ordinairement du moins, et après deux ou trois efforts le bol alimentaire, surtout s'il est un peu volumineux, franchira le pharynx.

CHAPITRE PREMIER.

SYMPTOMATOLOGIE.

Nous suivrons dans l'étude des symptômes de la paralysie diphthéritique l'ordre de succession habituel de ces symptômes, renvoyant au chapitre suivant ce que nous avons à dire sur les irrégularités qui peuvent survenir. Si nous adoptons ce mode d'exposition de notre sujet, c'est pour deux aisons ; il nous semble d'abord le plus conforme aux enseitrnements de la clinique, et ensuite c'est celui qui nous engraînera aux répétitions les moins nombreuses.

Nous commencerons donc par l'étude des paralysies du voile du palais.

§ Ier. — *Voile du palais.*

On est habitué à voir commencer la paralysie diphthéritique par cette région, mais il ne faut pas oublier que cette affection peut débuter par un autre groupe musculaire, que le voile du palais peut n'être pris que consécutivement, et qu'il peut même rester indemne tout le temps de la maladie.

Si on examine l'arrière bouche des malades qui ont le voile du palais paralysé, ce qui en général se fait avec la plus grande facilité, on voit que cet organe n'est plus tendu au-dessus de l'orifice supérieur du pharynx; abaissé, il repose sur la base de la langue. De plus, il reste immobile, quelles que soient les excitations que l'on fasse subir à la luette.

Le premier signe fonctionnel de la paralysie du voile du palais est le *nasonnemcnt*, c'est au moins le signe qui appelle tout d'abord l'attention des personnes qui entourent le malade.

Ce nasonnement peut être assez prononcé pour rendre la parole inintelligible, et cela d'autant plus facilement, qu'il n'est pas la seule altération de la phonation.

La *parole* est *lente*, *difficile* dans son ensemble, et certaines lettres ne se prononcent qu'avec la plus grande difficulté. En général, ce sont les consonnes explosives qui sont le plus modifiées, et en général aussi, elles le sont moins au commencement des mots qu'à la fin. Dans le premier cas, par une observation attentive, il est facile de constater que la consonne explosive est précédée d'un son nasal, quelquefois assez marqué. Bandeau deviendra m-bandeau.

Le Dr Huglings Jackson, qui a étudié ce point des paralysies du voile du palais, insiste sur ce fait que les malades, avec de la patience et de l'attention, peuvent arriver à prononcer à peu près bien les mots qui leur offraient d'abord les plus grandes difficultés.

Les mots *rub*, *head* qui étaient prononcés *rum*, *hen*, l'étaient plus tard, *rumb*, *hent*, et les malades en général, après quelques efforts, parvenaient à se défaire, au moins pour un temps, de toute prononciation vicieuse.

De la paralysie du voile du palais résultent aussi : *un ronflement* plus ou moins sonore qui prend quelquefois un timbre caverneux ; le *reflux des boissons* par le nez, qui s'effectue souvent d'une façon presque inconsciente pour le malade ; celui-ci du moins n'en éprouve aucune sensation désagréable parce que le plus fréquemment, la paralysie de la sensibilité coïncide avec celle de la motilité ; résultent encore : l'*impossibilité de souffler* ou de *sucer*, enfin l'*immobilité* et l'*insensibilité* de l'organe atteint. Dans quelques cas cependant, on a noté la persistance des réflexes qui, il est vrai, se produisaient tardivement.

Ce que nous venons de dire s'applique au voile du palais, paralysé dans son ensemble. Dans certains cas, il est possible d'analyser ce symptôme, et nous sommes heureux de pouvoir rapporter ici l'observation de M. le Dr Labarrière (de Poissy), qui a suivi jour par jour la marche de la paralysie diphthéritique dont il a été atteint à la suite d'une angine pseudo-membraneuse contractée à l'hôpital Sainte-Eugénie.

Obs. I. — Angine diphthéritique et paralysie consécutive.

Je suis allé dans le service de M. le Dr Bergeron deux matins consécutifs, les 26 et 27 mai, pour y retenir une place d'externe. J'y commençai le 1er juin mon service ; j'y retournai également le 2 ; mais dès le soir de ce jour, veille de la Pentecôte, je partis pour la province

Le lendemain dimanche, douleur au niveau de l'articulation temporo-maxillaire droite. Quoique cette douleur ait augmenté peu à peu les jours suivants, je revins dans le service de M. Bergeron le mardi.

Les 6, 7 et 8 juin. Gêne dans les mouvements du cou. La région carotidienne est tuméfiée et douloureuse.

Le 9. Dans l'après-midi j'examinai ma gorge et je vis une production blanche sur l'amygdale droite.

Quoique impressionné j'essayai de me rendre à ma conférence, mais je fus obligé de rentrer me coucher.

Le lendemain 10. Abattement, fièvre. La tache est triplée. Lavages au jus de citron et toniques.

Le 11. L'exsudat a gagné le côté opposé.

Le 12. Les deux amygdales et les piliers du voile du palais sont recouverts d'un enduit blanchâtre.

Le soir, potion avec 10 grammes de baume de Copahu.

A partir de ce jour, le mieux survint, et peu à peu les forces revinrent. Pendant le mois de juillet, la santé fut parfaite; mais dans la première moitié d'août, les premiers symptômes paralytiques apparurent.

1° Gêne au niveau de la base de la langue. Sentiment de chatouillement dans l'arrière-gorge. Je m'aperçus que la luette était pendante; mais je pensais si peu à la paralysie diphthéritique que je crus que c'était une disposition congénitale.

Huit jours après cette paralysie de l'azygos, je m'aperçois que la moitié gauche du voile du palais reposait sur la base de la langue, paralysie du péristaphylin interne.

A ce moment le nasonnement survint; j'étais obligé de me tenir absolument vertical pour boire, sans quoi les boissons occasionnaient un chatouillement très-désagréable dans l'arrière-gorge.

Les réflexes étaient abolis; huit jours après, les pharyngo-staphylins étaient paralysés. Dans la déglutition, les piliers postérieurs ne se détachaient plus de la paroi du pharynx

Impossibilité de sucer, de souffler.

Le nasonnement était assez prononcé pour rendre mon langage absolument incompréhensible.

Pendant le mois de septembre, cet état resta stationnaire.

Au commencement d'octobre, fourmillements dans les mains. Dans les pieds, sensations semblables mais bien moins accentuées.

Peu après sentiment de lassitude générale; les forces ont diminué de beaucoup.

Le 15 octobre. Les membres inférieurs étaient assez faibles pour me faire craindre une chute à chaque instant.

Le 1er novembre tout était rentré dans l'ordre.

Dans les cas où l'angine diphthéritique est restée localisée à un des côtés du voile du palais, il serait intéressant de voir si la paralysie qui la suit est aussi unilatérale, et si elle siége du même côté. Mais les faits de cette nature ne sont pas assez nombreux pour permettre d'établir la constance de cette relation. C'est pourtant sur cette constance, qu'il ne fait qu'affirmer, que M. Quissac, de Montpellier, s'appuie pour accuser le traitement local de ces affaiblissements musculaires limités au voile du palais ; affaiblissements auxquels, d'ailleurs, il refuse le nom de paralysies.

Dans les cas de paralysie unilatérale du voile du palais, la luette est déviée du côté sain, mais il ne faut pas attacher une trop grande importance à cette déviation qui peut être congénitale.

La moitié paralysée du voile est en général située sur un plan inférieur à la moitié restée saine. Au repos d'ailleurs, ces deux moitiés peuvent paraître semblables ; mais, dès qu'on provoque des contractions par l'attouchement, on voit le côté paralysé rester béant, tandis que l'arcade du côté opposé s'efface par le rapprochement des piliers vers la ligne médiane, et par l'abaissement de son sommet. En même lemps, le pilier postérieur du côté sain se détache de la paroi pharyngienne, tandis que celui du côté paralysé y reste accolé.

Les symptômes fonctionnels cités précédemment existent quoique à un degré moindre. Seul, l'examen local permet de reconnaître l'unilatéralité de la paralysie.

§ II. — *Pharynx, œsophage.*

A la paralysie du pharynx et de l'œsophage, appartient un symptôme plus grave, pouvant compromettre la vie des malades, et exigeant quelquefois l'intervention active du médecin. Ce symptôme est la *dysphagie* avec toutes ses conséquences, pouvant aller jusqu'à la mort par inanition.

Pour qu'il y ait dysphagie, il ne suffit pas que l'épiglotte soit insensible, que les muscles sus et sous-hyoïdiens soient paralysés, il faut encore que les constricteurs du pharynx soient atteints; et alors, il peut se former une poche plus ou moins volumineuse dans laquelle s'accumuleront les aliments s'ils ne sont poussés à l'aide d'un instrument quelconque, ou rejetés par un acte tenant le milieu entre le vomissement et la toux. Jamais, croyons-nous, on n'a observé dans ce cas ce que Esquirol rapporte avoir vu chez des aliénés paralytiques: des syncopes produites par l'accumulation des aliments dans le pharynx.

Heureusement la paralysie est d'ordinaire incomplète, et il est rare que l'on soit obligé d'avoir recours à la sonde œsophagienne; le plus souvent avec beaucoup de patience et de précaution les malades parviendront à introduire dans leur estomac des bols alimentaires de moyenne dimension.

Cette dysphagie n'est pas douloureuse, et cependant le rejet des aliments inspire bientôt, surtout chez les jeunes sujets, une véritable horreur pour la nourriture.

§ III. — *Larynx*.

La paralysie du larynx vient compliquer souvent, et cela d'une manière très-redoutable, la paralysie œsophago-pharyngienne.

Dans le cas en effet de la perte de la sensibilité du larynx, des parcelles alimentaires plus ou moins volumineuses pourront s'introduire dans les voies aériennes à l'insu des malades et occasionner une asphyxie rapidement mortelle.

Nous aurons à revenir sur ce sujet à propos de la mort subite comme terminaison de la paralysie diphthéritique.

A ce propos aussi nous aurons à parler de faits observés par MM. Aubran, Perrin et Plouviez. Ces auteurs croient que la paralysie des muscles laryngés inspirateurs peut produire les mêmes troubles que la paralysie des inspirateurs thoraciques, c'est-à-dire, que si cette paralysie est incomplète, l'hématose se fait mal, si elle est complète, la suffocation peut en être le résultat immédiat.

Dans les cas de paralysie diphthéritique du larynx, la plupart des muscles sont atteints mais incomplètement. Cependant dans un cas rapporté par le *Boston med. and surg. journal*, août 1877, la pàralysie s'était limitée aux deux muscles crico-arytenoïdiens postérieurs.

Au laryngoscope, il est facile devoir que les cordes vocales sont détendues ; elles ne se rapprochent et ne s'écartent que très-imparfaitement. Aussi tantôt le malade est-il complétement aphone, tantôt sa voix est-elle dure et rauque.

La toux est aussi modifiée ; elle prend un timbre caverneux ou étouffé, et ressemble à la toux des phthisiques atteints d'ulcérations des cordes vocales.

Il est un autre point de l'étude de la paralysie laryngée diphthéritique qui mérite d'être mentionné, c'est lorsqu'un opéré de trachéotomie est atteint en même temps de paralysie diphthéritique et que les accidents qui suivent l'ablation de la canule ne peuvent être mis sur le compte, ni d'un état spasmodique, ni d'une lésion organique. Ce cas n'est pas commun. Cependant il faut en tenir compte pour expliquer, dans certains cas, la dyspnée, le cornage, la raucité de la voix, qui persistent longtemps après la cicatrisation de la plaie trachéale.

§ IV. — *Œil.*

Il n'y a pas longtemps que les troubles visuels consécutifs la diphthérie sont connus. Chomel, 1748, rapporte bien deux observations de paralysie consécutive au mal de gorge gangréneux, et il note expressément que la malade qui fait le sujet de la deuxième observation était louche, contrefaite; Ozanam, dans sa relation des angines malignes observées de 1820 à 1829, avait bien remarqué qu'il restait souvent après la maladie un embarras dans le nez, une voix nasillarde, un affaiblissement de la vue et des membres inférieurs. Lespine, (Relation d'une épidémie d'angine maligne à l'école de La Flèche 1830). Loyauté (thèse Montpellier, (1836) ont bien observé et rapporté quelques faits analogues, mais pour ces auteurs ce sont de simples coïncidences sans relation avec la maladie antérieure.

C'est Trousseau (1852) qui, le premier, rattacha les paralysies diverses et les troubles visuels à la diphthérite. Depuis cette époque, nombre de travaux furent faits sur ce sujet; aussi est-on étonné de voir Donders, en 1860, c'est-à-dire après les Leçons de Trousseau, après le mémoire de Trousseau et Lasègue, après le mémoire de Maingault, s'imaginer qu'il est le premier à avoir établi une relation entre les paralysies qu'il observe et l'angine dont presque tous ses malades ont été affectés quelque temps auparavant.

D'ailleurs, dans le mémoire de Donders nous trouvons quelque chose de plus curieux encore; reconnaissant en effet une paralysie de l'accommodation chez une personne convalescente d'une angine et qui avait une voix nasonnée, il crut qu'il s'agissait d'un vice de conformation et par délicatesse, dit-il, évita de questionner la malade sur ce sujet.

Aujourd'hui, le plus grand nombre des ophthalmologistes, croit devoir rattacher à des parésies où à des paralysies plus ou moins complètes de l'appareil de l'accommodation, l'existence des troubles visuels que l'on observe assez fréquemment à la suite de l'angine pseudo-membraneuse.

Dans ces cas, en effet, aucune lésion n'a été constatée, ni dans les milieux de l'œil ni dans la rétine par Follin, de Græfe, Donders et Tavignot. Notons cependant que M. Bouchut parle de lésions de la rétine consistant en une anémie rétinienne avec infiltration séreuse, lésions qu'il aurait reconnues à l'ophthalmoscope. M. Perchant, dans sa thèse inaugurale, se range au même avis. Pour ces auteurs, il existerait dans l'œil des lésions analogues à celles des amauroses toxiques, le nom d'amaurose toxique n'étant pas seulement applicable aux altérations de la vue consécutives à l'introduction dans l'économie de principes empruntés à des substances toxiques telles que l'alcool, le tabac, mais encore à celles qui sont dues à l'altération du sang par des substances nées ou développées dans l'organisme même.

L'amaurose diphthérique mériterait donc d'être rangée à côté de l'amaurose leucémique (Leibreich) de l'amaurose urémique (Sée, Frerichs, Traube) et enfin de l'amaurose de l'Ictère grave (Frerichs, Traube).

Nous ne nous étendrons pas sur ce point; mais, quelque minime que soit notre compétence, nous croyons pouvoir dire que M. Bouchut nous paraît avoir exagéré les résultats fournis par l'examen ophthalmoscopique. Si dans certains cas, on trouve le fond de l'œil un peu plus rouge qu'à l'état normal, la seule lésion qu'on pourrait affirmer, serait une légère congestion probable, et il y a loin de là à la neuro-rétinite, d'autant plus que jamais on n'a noté la saillie de la papille, caractéristique de cette dernière affection de la rétine.

Mais quels sont les symptômes de cette paralysie de l'accommodation?

Le premier est la dilatation de la pupille qui ne réagit plus sous son excitant habituel, la lumière, et qui peut se dilater, quoique cela arrive rarement, à un degré tel, que l'iris devient presque invisible.

Le degré et la durée de la dilatation pupillaire ne sont pas toujours en rapport direct avec le degré et la durée de la paralysie du pouvoir accommodatif. Et si la paralysie de l'accommodation peut être plus prenoncée après une diphthérie qu'après l'absorption d'atropine, il n'en est pas de même de la paralysie du constricteur irien.

Les symptômes fonctionnels varient suivant que le malade est emmétrope, myope ou hypermétrope.

Dans un œil *emmétrope* la vision des objets éloignés est nette, tandis que la vision des objets rapprochés est confuse.

Pour les *myopes*, la paralysie de l'accommodation cause d'autant moins de gêne que la myopie est plus forte.

Pour les *hypermétropes,* chez lesquelles la vision distincte ne s'exécute que par des efforts d'accommodation, la paralysie produit un trouble visuel tel qu'ils ne peuvent guère voir distinctement, même de loin, sans verres convexes.

Dans ce dernier cas, les malades sont très-effrayés et cela d'autant plus que cette paralysie, ordinairement double, survient brusquement. C'est subitement, quelquefois le matin à leur réveil, que ces personnes s'aperçoivent qu'elles ne voient plus que d'une façon très-confuse.

Nous citons deux observations de cette nature, l'une empruntée à un mémoire du Dr Camuset, l'autre qui nous a été communiquée par notre ancien collègue le Dr Boucheron.

Les muscles accommodateur et irien ne sont pas les seuls qui puissent être paralysés. Les muscles moteurs de l'œil sont, eux aussi, souvent atteints. D'après Pagenstecher, les paralysies oculaires seraient, de toutes les paralysies post-diphthéritiques, les plus fréquentes.

De ces paralysies résultent naturellement :

Le strabisme.

La diplopie.

Le strabisme peut être assez faible pour ne pas être reconnu de prime abord; quant à la diplopie, on sait de quelles difficultés sa recherche est entourée chez les enfants dont les réponses contradictoires finissent par lasser l'observateur le plus patient.

Ici encore nous n'avons pas à refaire l'étude clinique des

paralysies des muscles extrinsèques, disons seulement que tantôt le strabisme est simple, que tantôt il est compliqué de blépharoptose.

Le Dr Boucheron, ayant pensé qu'il serait intéressant de rechercher l'état de l'innervation du muscle petit oblique dans les cas où il existe de la mydriase, a, chez le malade qui fait le sujet de notre observation, dirigé ses recherches de ce côté.

Le muscle petit oblique portant la pupille en dehors et en haut, s'il est paralysé, provoquera l'apparition d'une diplopie homonyme siégeant au dessus du plan horizontal qui passe par le centre de l'œil. On comprend que ce genre de diplopie a peu d'occasion de se manifester spontanément, parce qu'on porte rarement le regard en haut et que le mouvement de la tête en haut peut suppléer facilement à l'absence du mouvement de l'œil.

On peut voir dans l'observation IV, le résultat de ces recherches.

Obs. II. — En 1871, je fus consulté par une jeune femme, Mme N..., qui présentait des phénomènes évidents d'asthénopie liée à une hypermétropie légère. H = 1/48. Je lui prescrivis, pour lire et pour coudre, les lunettes appropriées à son état de réfraction.

Dans les premiers jours de juin, cette année, elle revint me trouver, conduite par sa vieille bonne, et manifesta les craintes les plus vives de perdre la vue. « Depuis un mois, me dit-elle, ma vue va en s'affaiblissant, et aujourd'hui j'en suis à ne pouvoir reconnaître mon mari à un mètre de distance. » En l'examinant au jour, je constatai que les pupilles étaient moyennement dilatées, qu'elles jouaient bien, quoiqu'avec lenteur. A l'ophthalmoscope, la papille optique m'apparut avec sa coloration normale; la rétine et sa circulation etaient absolument saines. La lecture était impossible à toute distance, à l'œil nu. Mais en plaçant devant les yeux les verres positifs numéro 10, Mme N..., lisait assez bien le caractère numéro 4 1/2 de Snellen, Il n'y avait donc là qu'une paralysie complète de l'accommodation chez une personne déjà hypermétrope, d'une constitution molle et lymphatique, et je ne savais trop à quelle cause pouvoir l'attribuer, quand en ce moment la bonne adressa la parole à Mme N...; le son étrange de sa voix me porta à lui demander si elle n'avait pas une perforation du voile du palais. Elle me répondit qu'elle ne parlait ainsi que depuis quelques semaines, après sa maladie. En les questionnant, j'appris que Mme N... avait été atteinte pendant le mois de mars d'un catarrhe pulmonaire, avec une atonie intestinale très-marquée et un peu d'affaiblissement des membres inférieurs. Elle accoucha le 7 avril avant terme d'une petite fille qu'elle voulut nourrir. Bientôt elle fut prise de maux de gorge et des plaques diphthéritiques n'ont pas tardé à se montrer. L'enfant, sevrée aussitôt, était chétive; elle présentait en divers points du corps des ulcérations qui n'avaient pas de tendance à se cicatriser, et dont le fond était grisâtre et d'aspect gangréneux; elle mourut au bout de quinze jours. Quant à la mère, indépendamment des plaques de la gorge, elle avait à la vulve, au sacrum, dans la rainure interfessière des ulcérations et de nombreuses tumeurs olivaires simulant des condylomes. MM. les docteurs Rambaud et Bastien, qui soignèrent la malade à ce moment et de qui je tiens ces détails, rejetèrent absolument, malgré l'apparence, l'existence d'un principe spécifique. Il y a deux ans, Mme N... avait perdu un premier enfant, également de la diphthérite.

Quelques jours après, la bonne, âgée de 68 ans, était atteinte à son tour par l'angine couenneuse, et il en arrivait de même au mari de Mme N..., homme très-sain et très-vigoureux.

Plusieurs semaines après la cessation des accidents, au commencement de mai, les phénomènes paralytiques se manifestèrent chez ces trois personnes. Mme N..., eut quelques fourmillements dans les lèvres, puis la vue se troubla tout à coup. La bonne eut une paralysie complète des muscles du pharynx et du voile du palais; rendant par le nez ses aliments à chaque tentative de déglutition, elle maigrit rapidement, et certes elle n'a dû qu'à ses habitudes de sobriété et à sa santé exceptionnelle d'éviter les funestes conséquences de sa dysphagie. Enfin M. N... n'a ressenti que pendant le mois de juillet des engourdissements douloureux dans les bras et les jambes.

A la suite de mon examen, je prescrivis à Mme N..., un traitement tonique, des frictions excitantes, les douches et les bains sulfureux; et comme le trouble visuel était sa grande préocupation et qu'elle voulait la médication la plus active possible, je pensai à l'emploi de l'électricité et priai M. le Dr Onimus de vouloir bien mettre ses appareils à ma disposition. Il y joignit fort obligeamment ses bons avis, et je commençai le traitement le 11 juin en employant une pile de dix éléments de Remak, et en appliquant le pôle négatif sur la nuque, le pôle positif sur l'orbite, puis en électrisant le ganglion cervical supérieur. Au bout de quatre séances de dix minutes chacune, tous les deux jours, Mme N..., avoit recouvré si complètement la vue, et son accommodation s'était tellement fortifiée, qu'elle lisait sans fatigue le journal dans le salon d'attente, où elle revint du reste pendant tout le mois, pour faire appliquer à ses jambes et à ses bras qui s'étaient pris à cette époque, le traitement qui avait si promptement réussi pour la vue. En même temps, je faisais passer un courant continu de vingt-cinq éléments dans les muscles du pharynx de la vieille bonne, qui, au bout de huit séances, avalait ses aliments d'une façon normale.

Obs. III. — Angine diphthéritique guérie. — Paralysie subite de l'appareil de l'accommodation dans les deux yeux, avec mydriase moyenne. — Puis paralysie faciale. — Galvanisation. — Guérison rapide.

Mme C..., rue du Pont-Neuf, m'est adressée par le Dr Carel, le 27 mars 1877.

Cette dame, âgée de 32 ans, est grande, solidement constituée ; elle vient de perdre son enfant d'une angine diphthéritique avec croup, malgré la trachéotomie. Atteinte elle-même d'une angine diphthéritique, la mère a guéri sans difficulté. Elle reste un peu pâlie et affaiblie.

Dans la nuit précédente, elle a été agitée comme pendant les nuits antérieures, mais sans avoir remarqué rien d'extraordinaire. A son réveil, elle est prise d'une terreur profonde en s'apercevant qu'elle distingue à peine les objets qui sont dans sa chambre, et qu'en jetant les yeux sur un livre il lui est impossible de distinguer les lettres.

En examinant l'appareil oculaire, je trouve les deux pupilles dilatées légèrement et peu mobiles. L'ophthalmoscope démontre qu'il n'y a *aucune lésion des milieux transparents*, ni de la rétine. Mais, en recherchant quel est l'état de la réfraction, il est facile de reconnaître que les vaisseaux rétiniens se déplacent dans le même sens que la tête de l'observateur, c'est-à-dire que les yeux sont *tous deux hypermétropes* à un assez haut degré. Le verre convexe métrique n° 3, placé devant les yeux, permet de lire de loin les caractères typographiques visibles à six mètres; l'acuité visuelle est donc normale. De près, le verre convexe n° 6 permet la lecture des caractères les plus fins. Sans verres convexes, la lecture n'est possible ni de près ni de loin.

Pas de dyplopie homonyme ni croisée.

Comme il y a absence de trouble des milieux transparents, absence de lésions ophthalmoscopiques, de diplopie, mais impossibilité de lire soit de loin soit de près, avec récupération de la fonction visuelle à l'aide de verres convexes appropriés, dilatation pupillaire, le diagnostic est : *paralysie* DOUBLE *du muscle accommodateur* avec mydriase.

Le traitement institué consista en toniques et séances quotidiennes d'électrisation par les courants continus. Huit petits éléments Trouvé. Pôle positif sur la nuque et pôle négatif sur le front et les tempes; durée de la séance, dix minutes environ. L'ésérine qui fait contracter le sphincter pupillaire et le muscle de l'accommodateur fut aussi employée en instillation. Ce collyre permit à la malade de voir sans lunettes les lettres d'imprimerie ordinaire, ce qui eut surtout pour effet de la rassurer complètement sur l'état de sa *vision*.

Après dix jours d'électrisation, les muscles de l'accommodation commençaient à reprendre leurs fonctions quand il survint encore, pendant la nuit, une *paralysie complète du nerf facial droit* avec distorsion de la face et difficulté d'occlusion de l'œil. Les muscles faciaux restèrent toujours excitables par le courant continu.

La même pile avec le même nombre d'éléments fut employée contre la paralysie faciale. Le pôle positif placé sur la nuque et le négatif promené sur les branches diverses du facial.

La paralysie faciale avait déjà beaucoup diminué le 13 avril, c'est-à-dire après la séance de galvanisation, et la paralysie de l'accommodation après 15 séances et 18 jours de durée avait disparu.

La galvanisation fut interrompue et la guérison complètè achevée au bout de quelques jours.

OBS. IV. — M. S... se présente à ma clinique au mois de février 1877 pour un trouble de la vue portant surtout sur l'œil gauche.

La pupille de l'œil gauche est notablement *dilatée* et présente un diamètre à peu près double de celui de l'autre œil. La vision de loin est possible et s'exécute sans difficulté. De près, l'œil ne peut pas déchiffrer les lettres d'imprimerie de grandeur moyenne. Avec un verre convexe métrique n° 4,50, la vision s'opère comme à l'état normal. L'examen ophthamoscopique ne révèle aucune altération, ni dans l'œil malade ni dans l'œil sain.

Notre malade est donc atteint *d'une paralysie du sphincter pupillaire et du muscle de l'accommodation.*

Comme ces deux muscles sont sous la dépendance du nerf de la troisième paire ou moteur oculaire commun, il est utile de rechercher si la paralysie est localisée comme il vient d'être dit, ou si elle s'étend à d'autres branches nerveuses de la troisième paire.

On sait que les paralysies des nerfs qui animent les muscles droits interne, supérieur et inférieur, ont pour caractère commun de se manifester par une *diplopie croisée*, c'est-à-dire que l'image de l'œil gauche se trouve à droite (on reconnaît cette diplopie en faisant fixer une bougie allumée, à deux mètres de distance, en ayant soin de recouvrir l'un des yeux avec un verre coloré. On dévoile la diplopie à l'aide de plusieurs petits artifices quand cette diplopie est peu accusée, autrement dit, quand la paralysie est très-légère).

Malgré tous les moyens employés, il est impossible chez S... de trouver la moindre diplopie, soit qu'on porte l'objet à gauche, à droite ou en bas.

Dans l'hypothèse que ce malade pourrait être atteint d'une paralysie du petit oblique, concomitante avec celle du muscle ciliaire et du sphincter de l'iris, on fait diriger le regard en haut et à gauche, en faisant fixer la bougie placée en cette situation, et immédiatement apparait *la diplopie homonyme*, c'est-à-dire que l'image de l'œil gauche est à gauche. A mesure que l'objet s'approche du plan horizontal l'écartement et l'obliquité des images doubles diminuent pour disparaître au niveau de l'horizontal. L'image gauche est moins élevée que celle de l'œil sain et oblique par rapport à cette dernière. A mesure que l'objet se déplace vers la ligne médiane du corps, l'écartement des images diminue, il augmente quand l'objet est porté vers la gauche.

Ainsi donc, il existait une paralysie du petit oblique avec la diplopie caractéristique, sans que le malade en eût connaissance. Le seul trouble dont il se plaignait, c'était de ne pas pouvoir lire de près avec son œil gauche, ce qui apportait une certaine gêne dans l'exercice de la vision binoculaire.

Au point de vue de la cause de cette paralysie, l'interrogatoire apprit que la syphilis et le rhumatisme ne paraissaient pas devoir être incriminés. Mais, quinze jours avant l'accident oculaire, cet homme avait souffert d'un mal de gorge qui était caractérisé entre autres choses par des plaques blanches sur les amygdales, de la fièvre et de la difficulté dans la déglutition.

Aucun médecin n'avait été témoin de l'aspect de la lésion de la gorge et un certain doute plane sur l'authenticité de la diphthérie. La pâleur, l'amaigrissement du malade et l'affaiblissement de ses forces, depuis l'angine, plaident en faveur de l'opinion émise sur la nature de cette angine, surtout en l'absence de manifestations syphilitiques ou rhumatismales antérieures ou actuelles.

Ce malade revint huit jours après à la clinique sans modification dans son état. Depuis, il n'a plus reparu.

§ V. — *Langue et Lèvres.*

Les divers sens spéciaux peuvent être abolis ou diminués, et d'après ce qui est rapporté dans les observations que nous avons lues, le goût est celui des sens dont on constate le plus souvent la diminution ou même l'abolition.

La sensibilité générale de la langue peut aussi être abolie, mais les auteurs ne font que mentionner cette paralysie d'une façon vague et incomplète.

Si la paralysie porte sur la motilité, il en résultera des troubles du langage. Ces troubles sont également peu connus, et étant donné l'embarras de la parole qui peut exister chez un malade atteint de paralysie diphthéritique, il est difficile de faire à la paralysie linguale la part qui lui revient dans leur production.

Quelquefois la langue et les lèvres son paralysées simultanément et alors la langue pend au dehors, la salive coule par les commissures, et le malade malgré l'intégrité de ses facultés intellectuelles peut avoir l'aspect d'un idiot. De plus, la langue se meut difficilement et est le siége de mouvements ondulatoires.

§ VI. — *Face.*

Lorsque dans le cours d'une paralysie postdiphthéritique il doit exister une paralysie faciale, c'est en général avant la paralysie des membres inférieurs qu'on l'observe. Mais c'est un accident peu fréquent et qui d'ailleurs peut passer inaperçu s'il est peu prononcé.

Nous n'avons rien de spécial à dire sur cette localisation de la paralysie, aussi serons-nous bref.

Dans son travail remarquable sur les anesthésies spontanées, M. Rendu croit que jamais on n'a observé d'anesthésie de la face dans le cours d'une paralysie postdiphthéritique. Cette affirmation est erronée. L'anesthésie faciale existe, nous en citons un exemple.

C'est un point sur lequel l'attention mérite d'être attirée.

Dans cette région, la forme hémiplégique est plus commune qu'aux membres et existe dans presque la moitié des cas. Mais lorsque la paralysie porte sur les deux côtés du visage, celui-ci perd toute expression et le malade a un air stupide sur lequel nous aurons à revenir.

§ VII. — *Tronc.*

I. *Muscles de la nuque.* — Dans l'immense majorité des cas, cette paralysie ne s'établit que lorsque la motilité des membres est déjà affaiblie, et elle contribue à donner au malade un aspect spécial très-bien décrit par Faure dans un travail daté de 1857 et publié dans l'*Union Médicale.* « Toute la partie supérieure du tronc est rejetée en arrière, la tête au contraire tombe en avant et roule sur la poitrine, toutes les masses musculaires du cou et du dos sont effacées, quelque instance que l'on fasse pour engager les malades à relever la tête, ils ne peuvent y arriver, et si l'on renverse le corps en arrière la tête tombe aussitôt comme une masse inerte. »

II. Les *muscles intercostaux*, les *muscles inspirateurs* et *expirateurs* peuvent se prendre aussi. Mais de toutes ces paralysies, la plus importante au point de vue de ses résultats est la paralysie du *diaphragme*.

Il est assez difficile d'établir la fréquence de cette paralysie ; dans nombre d'observations en effet on se borne à dire qu'il y avait des troubles de la respiration sans dire de quelle nature étaient ces troubles.

La paralysie du diaphragme est facile à reconnaître : pendant que la poitrine se dilate, l'épigastre et les hypocondres se dépriment; pendant que les parois thoraciques reviennent sur elles-mêmes, l'épigastre et les hypocondres se dilatent.

Les troubles fonctionnels qui résultent de cette paralysie peuvent passer inaperçus si on examine le malade pendant le sommeil, ou alors que dans son lit il ne fait aucun effort. Mais s'il vient seulement à marcher où à parler, la respiration s'accélère; les trapèzes, sterno-cléido-mastoïdiens, dentelés, grands pectoraux, grands dorsaux se contractent, et pourtant l'essoufflement survient bientôt : le malade ne peut faire une grande inspiration sans être comme suffoqué par l'ascension des viscères abdominaux. La toux, l'éternuement provoquent une gêne encore plus grande et peuvent même devenir une souffrance.

De cette paralysie ne tardent pas à résulter une hématose insuffisante et une congestion passive des poumons.

La respiration est haletante, essoufflée, la parole devient impossible, bientôt un mucus sanguinolent s'accumule dans les voies aériennes, les extrémités et les muqueuses prennent une teinte violacée et la mort survient par asphyxie.

A l'autopsie on trouve les lésions de l'asphyxie, ecchymoses sous-pleurales, sous-péricardiques, sous-arachnoïdiennes; quelquefois on rencontre, ou une congestion du poumon allant jusqu'à la splénisation, ou des infarctus pulmonaires.

§ VIII. — *Cœur.*

Richardson, Beau, Duchenne (de Boulogne), MM. Gerlier, Labadie-Lagrave, Robinson-Beverley ont noté dans le cours de la diphthérie, mais surtout pendant la convalescence, des troubles cardiaques toujours graves, quelquefois mortels, et qui présentent une marche rapide ou lente.

Dans le *premier cas*, le malade est pris d'angoisse précordiale et d'une dyspnée excessive, la respiration est courte, précipitée, anhélante; mais on n'observe pas les violents efforts d'inspiration propres à la dyspnée mécanique.

Les traits sont altérés, la face est recouverte d'une sueur froide. Une sensation de froid débutant par les extrémités ne tarde pas à envahir tout le corps. Le malade dont l'intelligence est intacte, change constamment de place et a le sentiment d'une mort prochaine.

L'auscultation ne fait rien entendre d'anormal dans les poumons.

Au cœur on ne trouve en général aucun souffle, mais les bruits sont confus, sourds, mal frappés, et les battements très-irréguliers. La matité précordiale est normale.

Le pouls est faible, filiforme, parfois même à peine appréciable; ses pulsations sont inégales, souvent irrégulières, « et l'on peut quelquefois sentir sous le doigt une sorte de frémissement globulaire, comme si le sang qui circule dans l'artère était divisé en une série de petits globules. » (Labadie-Lagrave.)

Si le malade doit succomber, les contractions cardiaques deviennent de plus en plus faibles, et, ou il meurt brusquement enlevé par une syncope, ou il s'éteint doucement après un laps de temps qui varie de une à plusieurs heures.

Dans le cas où ces accidents ont une *marche lente*, ils peuvent survenir par accès, disparaître, soit spontanément, soit par le fait de le médication, pour se reproduire plusieurs fois. Lorsque la mort survient, c'est par suite de l'affaiblissement progressif ou subitement dans une syncope. S'il doit y avoir guérison, les accès, en même temps qu'ils perdent de leur intensité, diminuent de fréquence.

La plupart des auteurs ont attribué ces accidents à la thrombose intra-cardiaque. C'est à tort ce nous semble. Ils diffèrent en effet à beaucoup de points de vue des accidents attribués par les classiques aux concrétions sanguines intra-cardiaques. De plus, les résultats fournis par les autopsies ne sont guère plus probants.

Quels sont les signes qui prouvent qu'un coagulum a été formé durant la vie? Ce sont, d'après la description restée classique de Legroux :

1° La condensation;

2° La coloration gris cendré;

3° L'adhérence aux parois du cœur et aux valvules;

4° La structure en lamelles concentriques et stratifiées.

Et si l'on se reporte aux observations qui suivent les travaux de Beverley et Labadie-Lagrave, on voit que cette description ne peut s'appliquer à aucun des faits qu'ils ont observés.

La myocardite pourrait expliquer ces accidents d'une façon plus rationnelle, mais cette théorie ne s'appliquerait pas à tous les faits observés, et de plus, en l'admettant, il serait difficile de comprendre l'efficacité du traitement par l'électricité.

Ces accidents cardiaques ont été comparés avec beaucoup plus de raison à ceux qui surviennent après la section du pneumogastrique ; ils rentrent donc absolument dans le sujet que nous avons entrepris de traiter.

Il est vrai que la paralysie du cœur ne survient en général qu'après celle d'autres organes. M. Billard, qui a pu observer sur lui-même cette série d'accidents, constata que des palpitations cardiaques avec intermittence et accès de suffocation, survinrent au moment où la sensibilité commençait à revenir dans les membres, mais il n'est pas rare cependant d'observer cette paralysie isolée ; on en trouvera plusieurs observations dans la Thèse de Pératé (Paris, 1858).

Nous croyons que les cas cités par Duchenne (de Boulogne) et M. Hallopeau de paralysie bulbaire diphthéritique rentrent dans la description des faits que nous venons de dénommer paralysies du cœur. Aussi ne croyons-nous pas nécessaire de faire un exposé spécial de ces paralysies, assez mal définies d'ailleurs, si nous nous en rapportons aux conclusions de Duchenne (de Boulogne) lui-même qui termine ainsi ce qu'il en dit :

« La paralysie diphthéritique bulbaire est symptomatique d'un état pathologique de la moelle allongée, principalement du bulbe.

« Ses symptômes sont variés.

« Ils sont fugaces, mais plusieurs d'entre eux peuvent être mortels. »

§ IX. — *Membres.*

Sur 100 malades atteints de paralysie diphthéritique, il en est la moitié à peu près qui présentent des troubles du mouvement volontaire dans les extrémités ; et dans le plus grand nombre des cas, les extrémités inférieures sont seules frappées. Aussi la forme paraplégique est-elle incomparablement plus fréquente que la forme hémiplégique qui, quand elle existe, n'existe jamais qu'à l'état de prédominance, c'est-à-dire qu'il est extrêmement rare de voir un des deux côtés absolument sain.

Il est encore plus rare de voir la paralysie se limiter à un bras, à une jambe ; et d'ailleurs là encore la paralysie n'est jamais complète, et peut même échapper à l'observateur. La pression des mains au dynamomètre sera de 15 kilogr. Dans certains cas, la marche sera titubante, mais possible ; dans d'autres elle sera plus caractéristique et offrira un cachet spécial.

Quand l'amyosthénie n'atteint pas les muscles des membres, l'anesthésie est très-rare ; il ne faut pas cependant être trop affirmatif. Quelquefois la sensibilité est seule affectée, la force musculaire restant normale.

Nous rapportons ici une observation de Duchenne, (de Boulogne), qui nous paraît intéressante.

Obs. V. — J'ai observé, en 1859, une anesthésie des extrémités survenue consécutivement à une angine couenneuse et à la paralysie du voile du palais qui avait guéri par la faradisation localisée. Le sujet possédait sa force normale, mais il laissait tomber les objets qu'il tenait à la main s'il ne les regardait pas, et il ne pouvait marcher dans l'obscurité. Il avait perdu la sensibilité tactile et la sensibilité musculaire aux mains, aux pieds et aux jambes.

Cette anesthésie a persisté longtemps malgré tout traitement.

Cette observation n'est pas isolée, Frerichs et Gerhardt ont aussi signalé des cas d'anesthésie pure et simple.

Quand elle existe, l'anesthésie s'accompagne parfois d'analgésie et peut occuper toute la surface cutanée ou rester limitée à certaines régions. Pour Herman Weber et M. Sée, elle ne dépasserait pas les coudes ou les genoux.

La perte de la sensibilité ne s'établit jamais d'emblée; toujours elle est précédée d'engourdissements et de fourmillements; ces sensations peuvent être assez intenses pour être pénibles, et sont presque toujours augmentées par le froid.

S'il existe une anesthésie plantaire, le malade ne sent pas le sol; il n'est pas sûr de lui et ne marche qu'à la condition d'avoir les yeux ouverts et de fixer un point de repère.

Aussi, Brenner divise-t-il en trois groupes les troubles de la motilité survenant à la suite de la diphthérie. Les uns appartiendraient à l'ataxie vraie, les autres à une paralysie ataxique caractérisée par la parésie de certains groupes musculaires et la paralysie plus complète de certains autres, les troisièmes seraient causés par une paralysie vraie.

Dans certains cas en effet, comme l'ont remarqué Eisenneman et Jaccoud, les troubles de la motilité se rapprochent plus de l'ataxie que de la paralysie et peuvent même être identiques à ceux de la sclérose des cordons postérieurs. Mais Hermann Weber va plus loin, et dans ces troubles de la motilité, il fait petite la part de la paralysie, les attribuant surtout à une incoordination motrice occasionnant des mouvements choréiformes.

§ X. — *Intelligence.*

Tous les auteurs sont d'accord sur ce point, l'intelligence reste intacte durant l'évolution de la paralysie diphthéritique, C'est même un tableau étrange que de voir des enfants à la figure impassible et sans expression, à la langue pendante, à la parole embarrassée, dont les commissures buccales sont continuellement baignées par une salive qu'ils ne peuvent retenir, comprendre les questions qu'on leur pose et y répondre quelquefois lentement, quelquefois difficilement, mais toujours avec lucidité. Il faut pourtant savoir que quelques enfants aigris par la souffrance, affaiblis par une longue maladie, pourront donner à leurs parents des inquiétudes au point de vue de leur futur état intellectuel. Dans ces cas, le médecin a le droit d'être très-affirmatif dans son pronostic qui sera toujours favorable.

§ XI. — *Phénomènes divers.*

La paralysie diphthéritique peut atteindre, avons-nous dit, tous les appareils musculaires de l'économie; elle peut abolir toutes les fonctions, simultanément ou successivement. Aussi pour être complet, aurions-nous à parler encore de nombre de symptômes qui peuvent exister durant le cours de cette affection. Nous nous contenterons de les citer; ils sont beaucoup plus rares en effet que ceux que nous venons d'étudier et nous ne saurions rien en dire qui ne se retrouve dans les auteurs qui nous ont précédé.

L'anaphrodisie est le plus fréquent de ces phénomènes, puis viennent la surdité, les paralysies du rectum, de la vessie, et quelquefois aussi, quoique beaucoup plus rarement, celle des muscles abdominaux.

CHAPITRE II.

MARCHE. — DURÉE. — TERMINAISON.

En se plaçant au point de vue de l'époque à laquelle débutent les accidents que nous étudions, on peut diviser les paralysies diphthéritiques en paralysies précoces et en paralysies tardives.

La *paralysie précoce*, c'est-à-dire celle qui débute avant la guérison de la diphthérie, peut se manifester à toutes les périodes de l'évolution locale de cette dernière : elle peut se montrer dès le deuxième jour, à partir du début de la maladie.

On avait cru que dans ce cas la paralysie diphthéritique restait ordinairement limitée à l'arrière-gorge. Il n'en est rien. La seule particularité qu'elle présente réside dans la marche des accidents. Les paralysies précoces peuvent disparaître pendant les premiers temps de la convalescence, pour être suivies après quelques jours, d'autres accidents paralytiques. Tandis que, au contraire, si la paralysie se manifeste une fois la convalescence établie, il y a grande chance pour qu'elle évolue sans interruption.

Les *paralysies tardives* débutent en général dix, douze, quinze jours après la guérison de l'affection diphthéritique, lorsque depuis quelque temps déjà l'isthme du gosier dans les cas d'angine, et ce sont les cas les plus fréquents, a recouvré la régularité de ses mouvements.

L'intervalle entre la guérison de la diphthérie et le début de la paralysie, qui pour Sanné est de trente jours au plus, peut être plus long (cas du Dr Labarrière), atteindre même deux mois.

La règle est que la paralysie du voile du palais ouvre la *marche*, et cela quel qu'ait été le siége de la diphthérie ; puis viennent les troubles visuels précédant la paralysie des membres inférieurs, qui précède elle-même celle des membres supérieurs, des muscles du tronc et des muscles respirateurs.

Quelquefois au lieu de débuter par le voile du palais, ce seront les yeux, les membres, le cœur même, qui seront d'abord atteints ; et de ce que le voile du palais n'aura pas été atteint le premier, il ne faudra pas se hâter de conclure qu'il sera épargné. M. le Dr Barascut rapporte une observation de paralysie n'affectant le voile du palais qu'après avoir envahi les membres.

Nous savons déjà que souvent fixée à un seul organe, à un seul muscle (paralysie du cœur, du sphincter anal), la paralysie diphthéritique peut occuper plusieurs organes ou même se généraliser.

Cette instabilité dans les phénomènes paralytiques post-diphthéritiques devait évidemment attirer l'attention des médecins ; aussi l'ont-ils peut-être exagérée. Evidemment la règle que nous avons formulée souffre de nombreuses exceptions, mais il y a exagération évidente à comparer cette paralysie « à un souffle ou *aura*, se promenant par tout le corps, passant d'une région à une autre. » (Barascut). Il y a exagération à dire que «rien n'est plus capricieux, plus imprévu, que son extension, que les variations de sa répartition.» (Sanné). On comprend parfaitement que ces auteurs se soient laissés entraîner si loin ; pour eux en effet, il n'existait aucune lésion expliquant ces paralysies ; ils les considéraient comme de simples paralysies de cause dynamique.

Quelle est la *durée* de la paralysie diphthéritique ?

Limitée au larynx ou à la gorge, cette paralysie peut ne durer qu'une dizaine de jours, mais dans certains cas cependant, deux mois après son début, elle n'aura pas encore disparu.

Généralisée, affectant les yeux, la face, les membres, les viscères, elle ne persiste pas ordinairement au delà de six ou huit mois. Nous n'aurions guère qu'un seul cas de paralysie incurable à citer, c'est celui rapporté par M. Roger, d'une aphonie persistante.

Il n'est pas fréquent de voir la paralysie diphthéritique laisser après elle des suites fâcheuses ; ordinairement les organes reprennent peu à peu leurs fonctions. Nous devons cependant faire quelques restrictions. Dans certains cas en effet les muscles paralysés sont atteints d'une atrophie à évolution très-rapide qui peut ressembler à l'atrophie musculaire progressive. Nous n'insistons pas sur ce fait, nous aurons à y revenir dans le chapitre que nous consacrerons à l'étude des lésions anatomiques. Ici nous nous contenterons de rapporter : 1° une observation d'Eulenburg, qui se trouve dans Jahrb. f. Kinderhleik VII Jahrg. 1 Heft. déc. 1873, p. 60, 65 ; 2° une observation du Dr Larue (*Gazette des hôpitaux*, 73).

Obs. VI. — T. O..., petite fille âgée de 2 ans, est atteinte d'angine diphthéritique. Trois jours après son entrée à l'hôpital, sa voix devient nasonnée et sa parole presque inintelligible. Bientôt les extrémités inférieures s'affaiblissent au point que l'enfant ne peut plus se tenir debout.

Peu à peu cette faiblesse s'étend aux membres supérieurs et, quelques jours après, elle présente du strabisme et un torticolis paralytique. L'acuité visuelle reste intacte. Les pupilles sont un peu plus larges que normalement, en même temps que leur contraction est devenue plus lente. Le voile du palais et la luette sont paralysés. La sensibilité et la contractilité électro-musculaires restent cependant parfaitement normales. Les branches dites respiratoires du nerf facial gauche ont perdu leurs fonctions. Cette paralysie faciale est un fait exceptionnel qui ne paraît avoir été mentionné jusqu'ici que par Rosenthal.

La température des membres inférieurs est de 1° 1/2. R. plus basse qu'aux autres parties du corps, et la peau de ces parties offre une teinte cyanotique. Cette paralysie disséminée fait d'incessants progrès. Quelques jours après, l'enfant est prise de dyspnée violente par suite de la paralysie du diaphragme qui s'accroît pendant la semaine suivante et finit par disparaître complètement au bout de 15 jours.

Obs. VII. — Charlotte X..., âgée de 4 ans, fut atteinte d'une angine couenneuse il y a deux ans. Cette affection céda à un traitement composé de vomitifs, pommade au calomel, et l'enfant se rétablit complètement au bout de six jours de maladie.

Deux semaines après, ses parents s'aperçurent que sa manière de marcher n'était pas naturelle. Cette difficulté ne fit qu'augmenter avec le temps. La jambe droite s'écartait de l'axe du corps. La petite fille marchait en fauchant. Bientôt la jambe gauche éprouva les mêmes accidents. Les deux genoux, un peu déformés, écartés l'un de l'autre, ne permirent plus aux jambes, ni de s'étendre, ni de se fléchir complètement.

Le 20 juin 1872, M. Larue vit pour la première fois l'enfant dans l'état où elle était arrivée progressivement : marche absolument impossible depuis environ un an, cuisses demi-fléchies sur le bassin, dans une abduction telle qu'il y avait 34 cent. d'écartement entre les deux genoux.

Ceux-ci qui semblaient énormes à cause de la maigreur des jambes, présentaient, le droit surtout, une dépression sous le bord inférieur de la rotule. La tubérosité antérieure du tibia, étant enfoncée en arrière, les condyles du fémur tendaient à se luxer en avant.

Les muscles postérieurs de la cuisse étaient fortement contractés, et lorsqu'on voulait étendre les jambes de l'enfant, on sentait au creux poplité, les tendons du biceps et autres fléchisseurs, rigides et tendus. Les muscles de la jambe et ceux de la cuisse étaient grêles et atrophiés. L'enfant ne dormait presque pas. Elle ne pouvait trouver une place commode dans son lit. Ses jambes étaient continuellement relevées.

Le poids du corps reposait uniquement sur le sacrum et les vertèbres du dos.

Etat général bon. Jamais de paralysie du voile du palais.

La flexion de la jambe sur la cuisse et de la cuisse sur le bassin se prononce de jour en jour. Ses genoux se rapprochent des épaules et s'écartent l'un de l'autre.

Le 11 juillet. M. le Dr Garreau et M. Larue chloroformèrent la petite malade afin de faire l'extension forcée et de la coucher dans une gouttière en toile métallique. Malgré des efforts très-énergiques sur les genoux, malgré des manifestes craquements ils n'obtiennent pas une extension complète.

L'enfant fut mise dans la gouttière et, à l'aide de nombreux tours de bande, une pression continue fut exercée sur les genoux.

En levant l'appareil deux jours après, dans la crainte qu'il n'y eut en quelque endroit une compression trop forte, M. Larue s'aperçut que les jambes se fléchissaient de nouveau activement aussitôt qu'elles n'étaient plus retenues par force dans l'extension.

A partir du 7 août, les jambes étaient notablement redressées et restaient dans leur position hors de la gouttière.

Vers le milieu de septembre elles étaient aussi droites qu'on pouvait l'espérer, mais lorsqu'on voulait mettre l'enfant debout, ses muscles immobiles et atrophiés depuis si longtemps manquaient de force et les jambes fléchissaient sous le poids du corps.

On fit un appareil spécial et, à partir du 25 octobre, l'enfant marchait très-bien tenue par une main. (Ob. de Larue, G.Hop. 73, p. 74.)

Terminaisons. – La paralysie diphthéritique se termine le plus souvent par la guérison, et en général, ce sont les organes pris les premiers qui, les premiers aussi, recouvrent leurs fonctions ; cependant la rétrocession de la paralysie peut suivre une marche inverse. Le plus ordinairement aussi la mobilité reparaît avant la sensibilité lorsque ces deux fonctions ont été abolies, et Duchenne (de Boulogne) insiste sur la ténacité de l'anesthésie diphthérique qu'il a vu résister à tout traitement, surtout lorsqu'elle siégeait aux extrémités.

De l'étude des symptômes on voit cependant qu'on aurait tort de considérer la paralysie diphthérique comme une affection toujours bénigne, ne comportant jamais de gravité. Dans quelques circonstances elle peut laisser après elle des infirmités ; elle peut même entraîner la mort, et dans certains cas la mort survenant d'une façon subite et imprévue. Il est donc important, non-seulement que le médecin soit très-réservé sur la question du pronostic, mais qu'il soit attentif et prudent afin qu'on ne l'accuse pas d'une catastrophe qu'il n'est pas toujours en son pouvoir de conjurer.

La mort peut survenir par inanition. Si la déglutition est impossible, il peut arriver, qu'après quelques essais de déglution infructueux, certains malades, des enfants surtout, se mettent en colère et se refusent à tout essai nouveau. Nous savons bien qu'alors le médecin doit avoir recours à la sonde œsophagienne, mais si le petit malade est assez indocile pour se refuser absolument à cette opération, on peut-être très-embarrassé, comme nous le verrons au traitement.

L'asphyxie peut, elle aussi, amener la mort et par des mécanismes bien différents.

Quelquefois la paralysie se sera étendue aux muscles inspirateurs, au diaphragme principalement, et l'asphyxie se produira. Cette asphyxie déjà grave en elle-même revêt un caractère de gravité tout exceptionnel, si quelque affection des voies respiratoires, telle qu'une bronchite, vient la compliquer.

L'asphyxie peut encore être produite par l'entrée des aliments dans les voies aériennes ; et cet accident est d'autant plus à craindre que, chez certains sujets, il existera une anesthésie de la muqueuse laryngienne coexistant avec la paralysie du pharynx, et qu'il s'en suivra une abolition des mouvements réflexes de cette région.

L'introduction du bol alimentaire dans les voies aériennes n'est pas seulement à craindre pendant la déglutition, mais elle peut encore survenir pendant le vomissement, et nous nous souvenons avoir entendu M. le professeur Hardy nous parler des craintes qu'il éprouvait toutes les fois, qu'à l'aide de la sonde œsophagienne, il introduisait des aliments dans l'estomac d'une jeune dame atteinte de paralysie diphthéritique de l'œsophage, et chez laquelle il n'existait aucune paralysie pouvant empêcher le vomissement de se produire.

Nous avons déjà parlé de la paralysie du cœur qui peut causer la mort d'une façon subite, aussi n'avons nous pas à revenir sur ce point.

Les causes de mort que nous venons d'indiquer sont accidentelles et peuvent être reconnues d'une façon positive. Il n'en est pas de même de celle dont il nous reste à parler. Il arrive quelquefois que le malade s'affaiblit, ses forces diminuent progressivement ; toutes ses fonctions s'exécutent de plus en plus mal, et il ne tarde pas à succomber dans le marasme quelle que soit la médication à laquelle on ait eu recours.

Une preuve de la dépression considérable dans laquelle peut tomber l'organisme par suite de la paralysie, nous est fournie par les taches gangreneuses qu'on observe sur la peau de certains malades.

CHAPITRE III.

ÉTIOLOGIE.

Nous n'avons pas l'intention de faire une statistique pour établir le plus ou moins de fréquence des cas de paralysie post-diphtéritique. Il entre tant de causes d'erreur dans les recherches de ce genre qu'il nous semble permis de n'y attacher aucune importance. Pour qu'une statistique ait de la valeur, il faut d'abord ne pas être exposé à réunir des cas dissemblables, il faudrait être assuré que tous les observateurs ont été guidés par les mêmes principes pour établir leur diagnostic. Aussi pour nous, les statistiques médicales n'ont de valeur que lorsqu'elles ont été faites par un auteur d'après des observations qu'il a recueillies lui même.

La question suivante, qui ressort du même chapitre, nous paraît offrir un plus grand intérêt.

Les angines simples, herpétiques ou phlegmoneuses, sont-elles quelque fois suivies d'accidents paralytiques absolument semblables à ceux que nous venons d'étudier?

A cette question, Trousseau, MM. Sée et Maingault répondent par la négative, M. Gubler par l'affirmative.

Préalablement il est nécessaire de bien s'entendre sur ce que peut être une angine diphthéritique. (Il est évident que la paralysie du voile du palais n'est pas en jeu, tout le monde sait que la paralysie des plans musculaires succède souvent à l'inflammation de la muqueuse ou du tissu sous muqueux qui les recouvre.)

La diphthérie est une maladie générale, infectieuse, pouvant avoir des manifestations variées tout comme la variole, la scarlatine; et comme ces maladies, elle offre des degrés d'intensité bien différents les uns des autres.

MM. Vigla et Peter, dans leurs communications à la Société médicale des hôpitaux, ont fait connaître des faits très-remarquables. Ces faits, nous semble-t-il, démontrent quelles tranformations peut subir la diphthérie passant d'un malade à un autre. Nous allons en donner le résumé :

Obs. VIII et IX. — Dans le cas de M. Vigla, il s'agit d'une famille composée du père, de la mère et de deux enfants.

Le plus jeune des enfants, àgé de 20 mois, est atteint le premier. La diphthérie se développe sur un vésicatoire qu'il portait à la nuque et il succombe à la diphthérie cutanée.

Une sœur, âgée de six ans, succombe huit jours plus tard à une diphthérie vulvaire.

Le père, 5 jours avant la mort du plus jeune de ses enfants, se fait une écorchure à un des orteils, il s'y développe une fausse membrane.

Pendant l'évolution de cette diphthérie cutanée, il se plaint, à deux reprises, de mal de gorge avec malaise, et l'examen le plus attentif ne fait découvrir dans cette région aucune fausse membrane.

Enfin, la mère est prise d'une angine diphthéritique peu intense qui guérit en huit jours.

Le fait de M. Peter est peut-être plus curieux encore. Sept personnes vivaient ensemble ou du moins avaient des rapports quotidiens, toutes ont éprouvé les atteintes de la diphthérie mais avec des manifestations bien différentes.

Une petite fille de deux mois succombe à une angine diphthéritique.

La mère est atteinte d'une angine de même nature qui guérit.

La bonne, le père, le grand-père, ont des angines qui n'ont pas d'autres caractères que ceux des angines simples et, enfin, une amie est atteinte d'une laryngite, qui, elle aussi, ne paraît pas être de nature diphthéritique. Evidemment, cependant, tous ces cas provenaient de contagion diphthéritique.

Ces faits, et ils ne sont pas les seuls que l'on pourrait citer, montrent à quel point on doit être réservé pour décider qu'une angine donnée n'est pas de nature diphthéritique.

Si au milieu d'une épidémie scarlatineuse nous voyons un malade atteint de symptômes nerveux graves, avec une température élevée, sans éruption, et si à ces phénomènes succèdent une angine, une albuminurie ; cette angine, cette albuminurie, nous mettront sur la voie et nous n'hésiterons pas à en faire une angine, une albuminurie scarlatineuses.

Eh bien, nous ne voyons pas pourquoi nous n'aurions pas le droit de raisonner, dans un cas de paralysie diphthéritique, comme nous venons de le faire dans un cas d'angine scarlatineuse.

Il est encore une considération, sur laquelle nous devons insister, c'est la difficulté du diagnostic entre l'angine diphthérite et l'angine herpétique; tout le monde sait que c'est près d'un enfant atteint du croup que Gillette a contracté la diphthérie maligne à laquelle il a succombé, et tout le monde sait également que ce croup provenait par contagion d'une angine que l'on avait crue herpétique.

Aucune lésion n'est aussi éphémère que la vésicule d'herpès ; cette vésicule ne persiste pas avec ses caractères spéciaux plus de 24 heures. C'est donc pendant ce laps de temps seulement qu'il est possible d'affirmer l'existence d'une angine herpétique.

On a bien dit que l'exsudat herpétique conserve une forme spéciale, que constitué par la réunion de plusieurs vésicules, il a des bords dentelés et irréguliers; mais est-ce qu'au lieu d'être unique et de former une plaque large, étalée sur l'amygdale, la fausse membrane ne peut pas se présenter d'abord sous forme de petits points blanchâtres, qui, s'ils restent souvent isolés, peuvent aussi se réunir et former alors une plaque se rapprochant par sa forme de celle de l'herpès? Que restera t-il donc pour permettre d'affirmer la nature herpétique d'une angine?

L'absence d'adénite, d'albuminurie? on sait que l'adénite

comme l'albuminurie peuvent manquer dans les cas de diphthérie les mieux confirmés.

La présence de vésicules d'herpès sur une autre région, sur les lèvres par exemple?

Mais MM, Peter, Barthez, Sanné, ont noté la coïncidence d'herpès labialis et d'angine diphthéritique mortelle.

Ainsi donc nous avons le droit d'être très-réservé avant d'accepter les observations d'angine herpétique suivie de paralysie généralisée; nous regrettons de ne pouvoir discuter toutes les observations qui en ont été données, mais il nous est impossible de ne pas rapporter ici le début d'une longue observation que nous trouvons dans l'excellente thèse de M. Bailly. Cette observation très-bien prise et des plus intéressantes, nous offre un exemple de paralysie diphtéritique précoce avec la marche qui lui est ordinaire La nature seule de l'angine nous paraît avoir été méconnue.

Obs. X. — Angine phlegmoneuse. Paralysie gutturale généralisée consécutive.

Buisson (Paul), 17 ans, bijoutier, entre le 27 mai 1861, salle Saint-Louis, nº 3 (service de M. Gubler). Il se plaint de faiblesse générale et de symptômes nerveux divers. Ce malade est d'une corpulence et d'un développement musculaire extraordinaire pour son âge. Il a toujours joui d'une forte santé. A 14 ans, il pesait 159 livres s'il faut l'en croire. Ses occupations sont un peu fatigantes, il jouit d'une certaine aisance et s'est toujours trouvé dans de bonnes conditions hygiéniques. Au dire de ses parents, il aurait eu le croup à 4 ans, et on aurait été sur le point de lui faire la trachéotomie. Il y a deux ans, aurait été atteint d'une angine couenneuse de quinze jours de durée.

Le 18 avril avril dernier, étant en transpiration, il prit un bitter frappé. La nuit même il éprouva de la fièvre, une grande agitation, et deux jours après survint un mal de gorge avec impossibilité d'avaler. On lui donna des gargarismes et, le huitième jour, M. Verneuil qui examina sa gorge n'aperçut aucune trace de fausse membrane, mais seulement une tuméfaction considérable de l'amygdale gauche, ainsi que du côté gauche du cou. La voix était nasonnée, les aliments revenaient par le nez et la fièvre continuait. La douleur alla aussi en augmentant et son médecin ordinaire lui prescrivit des préparations de belladone et de stramonium qui auraient momentanément causé de l'amblyopie. Le douzième jour, on toucha le fond de la gorge avec un pinceau imbibé d'acide chlorhydrique, et le lendemain le malade était soulagé ; il rendait de gros morceaux de matière dure, jaunâtre, du volume du bout des doigts. On lui dit qu'un abcès était ouvert. Les jours suivants il rendit en crachant une matière blanchâtre, qui venait du fond de la gorge et une substance plus foncée par le nez, laquelle était, dit-il, du sang coagulé. Cependant, on ne renouvela pas la cautérisation. Depuis cette époque, tous les symptômes se sont amendés peu à peu ; il reprit des forces, les aliments purent être avalés, le nasonnement diminua et, un mois après le début de la maladie, Paul Buisson partait pour la campagne afin de se rétablir tout à fait.

Nous nous arrêtons là, le reste de l'observation étant, comme nous l'avons dit, le récit d'une paralysie généralisée. Mais, d'après ce qui précède, nous ne croyons pas qu'il soit possible d'affirmer qu'il n'y a eu là qu'une angine phlegmoneuse, et il y a, ce nous semble, de nombreuses raisons pour pouvoir admettre la nature diphthéritique de cette angine et de la paralysie qui l'a suivie.

CHAPITRE IV

DIAGNOSTIC

Ce diagnostic n'offre en général aucune difficulté ; la notion de la paralysie diphthéritique est assez profondément entrée dans les habitudes médicales pour que lorsqu'on est en face d'une paralysie diphthéritique, on recherche immédiatement l'existence d'une angine dans les antécédents.

Les affections avec lesquelles l'erreur est possible sont :

La paralysie générale progressive dans les cas où la démarche est incertaine, où la parole est embarrassée, mais l'intégrité absolue des facultés intellectuelles empêchera toute erreur.

La tristesse, l'indolence, la fixité du regard, l'hébétude apparente, le strabisme, l'amaigrissement, ne seront pas pris pour les symptômes d'une méningite tuberculeuse, car en même temps on trouvera des paralysies des membres ou du pharynx qui n'existent pas dans la méningite tuberculeuse, ou qui du moins présentant un caractère intermittent ne se montrent qu'à la fin.

Dans certains cas où les antécédents sont difficiles à rechercher, on peut se trouver embarrassé en face de symptômes insolites ; mais il est bien rare que pendant l'évolution de la paralysie, il ne survienne pas quelque phénomène tel que strabisme, nasonnement, qui vous mette sur la voie.

Nous rapportons ici une observation du Dr Pearson Irvine qui nous paraît intéressante à plusieurs titres :

Obs XI. — Lancet 17 juin 1876. — D. Pearson Irvine.

Dans cette observation, communiquée à la Société clinique de Londres, il s'agit d'une petite fille de 6 ans qui fut présentée pour la première fois à la consultation de l'hôpital de Charing-Cross au mois de mai 1875. Cinq semaines auparavant un des enfants de la famille avait succombé, disait-on, à la scarlatine.

La petite malade elle-même, ainsi que ses autres frères et sœurs, avait été prise d'angine, mais s'était rapidement rétablie. Sa santé avait même été depuis ce moment meilleure que jamais.

Tout à coup elle fut prise de phénomènes de bronchite avec une expectoration parfois légèrement teintée de sang. Il y eut quelques jours de fièvre accompagnée d'un amaigrissement rapide.

Au moment de l'examen, la petite fille était maigre, mais ne paraissait pas très gravement malade. La température et le pouls étaient presque normaux. Il y avait 14 respirations par minute.

La respiration était très-superficielle. La toux presque continue, mais sans expectoration. Même sans recourir au stéthoscope on percevait un râle trachéal manifeste, mais il n'y avait pas de menace d'asphyxie. Les fosses sus-épineuses offraient une matité presque absolue, et, dans toute l'étendue de la poitrine, on entendait des râles de bronchite.

La région cardiaque rendait un son entièrement mate, au point de faire songer à un épanchement péricardique.

La pointe du cœur battait immédiatement au-dessous du mamelon et ses bruits étaient très-nets, sans le moindre souffle. Les contractions du diaphragme étaient notablement exagérées. Jusqu'au 26 mai, les mêmes symptômes persistèrent, accompagnés de lassitude, d'insomnie et de subdélirium pendant la nuit. C'est alors qu'on vit se déclarer un strabisme double.

Prenant de nouveaux renseignements on arriva à la persuasion que l'enfant qui était mort avait succombé au croup.

On pensa alors que l'angine avait été de nature diphthéritique.

Cette supposition fut confirmée par les phénomènes qui suivirent.

La tête retombait sur la poitrine.

Ensellure de la région lombaire. Démarche maladroite, parole embarrassée, déglutition imparfaite. Luette et voile du palais abaissés et insensibles.

Le 2 juin. Voix nasonnée.

Le 5 juin. La paralysie diminue partout. Un mois après guérison.

Nous nous rangeons absolument à l'avis de l'auteur, et nous admettons parfaitement un collapsus partiel du poumon produit par la paralysie des muscles de la partie supérieure du thorax. Quant à ce qui est des râles, nous pourrions invoquer pour expliquer leur production, la paralysie des muscles de Resséissen. La bronchite, en effet, ne saurait être mise en cause, puisqu'il n'existait ni sécrétion exagérée ni fièvre.

Souvent il est nécessaire de faire un examen approfondi du malade pour distinguer ce qui appartient à la paralysie diphthérique et ce qui est symptomatique d'une autre affection (mal de Pott, hystérie).

Dans l'observation qui suit, les phénomènes qui se sont présentés et qui appartenaient à l'hystérie ont été d'une nature parfaitement reconnaissable, parce qu'ils ont succédé à des accidents semblables survenus chez une voisine, hystérique elle aussi.

Obs. XII. — La nommée D... (Marie-Julienne), âgée de 24 ans, entre le 12 mars 1876 à l'hôpital de la Pitié.

Accouchée l'année dernière elle vient de perdre son enfant de la diphthérie, et est actuellement atteinte de chloro-anémie.

Après 3 semaines de séjour dans la salle, le 3 juin, elle est atteinte d'une angine diphthérique bénigne.

Sur l'amygdale gauche plaque diphthéritique qui est circonscrite le troisième jour, et qui, grâce à des badigeonnages de jus de citron disparaît définitivement le sixième jour.

Deux jours après on remarque que la voix est nasonnée, et de plus la malade nous apprend que depuis le matin les boissons refluent par le nez.

Peu à peu les membres s'engourdissent, ils sont le siége de fourmillements continuels. En même temps les forces diminuent, et il est impossible à cette jeune femme de porter quelque chose de lourd.

Du côté des organes des sens :

Le sens du goût est aboli, l'odorat conservé, mais il y a un notable affaiblissement de la vue.

Il lui est impossible de lire.

Le 17 juin. Pendant que ces phénomènes se passaient, la malade se plaint de douleurs occipitales très-vives.

Le 8 juillet. Les boissons refluent toujours dans les fosses nasales, et de plus il y a une dysphagie qui rend l'alimentation très-longue et très-difficile.

L'anesthésie existe sur le voile du palais, sur la paroi postérieure du pharynx et sur la face antérieure des deux avant-bras.

Le même jour. La malade se plaint d'une douleur sciatique gauche.

10 juillet. Hémianalgésie gauche complète.

Les fosses nasales, la conjonctive, la face, les membres, le tron du côté gauche sont insensibles aux piqûres d'épingle.

Le tact au toucher persiste, et la douleur profonde des muscles est sentie. Nous reconnaissons même que la prétendue névralgie sciatique n'est qu'une simple douleur musculaire.

Les forces en même temps paraissent revenues, seule la force de la main gauche est toujours moindre.

Le 22. Cette femme a un véritable accès d'hystérie : boule à la gorge, douleur ovarienne, respiration stercoreuse.

Puis à quelques jours d'intervalle se succèdent les accidents suivants.

Metéorisme du ventre, rétention d'urine. Sa voisine qui était hystérique est prise de contractures des deux membres inférieurs, elle l'imite, ayant de plus une anesthésie des deux membres inférieurs.

Cet état persista pendant un mois en dépit de tout traitement.

L'amélioration commença à se manifester à partir du 10 septembre.

Et un mois après elle sortait complètement guérie.

CHAPITRE V

ANATOMIE PATHOLOGIQUE

Les occasions de pratiquer des autopsies de sujets morts de paralysie diphthéritique ne sont pas très-fréquentes. De plus, l'étude des lésions du système nerveux est entourée de telles difficultés, qu'il ne faut pas s'étonner si, jusque dans ces derniers temps, les résultats acquis ont été peu considérables.

La paralysie diphthéritique, rangée d'abord dans la classe des paralysies de cause dynamique, était considérée comme due à une perturbation éprouvée par le système nerveux, à une modalité que ce système subissait : « modalité que nous ne connaissons pas, et que nous ne connaîtrons peut-être jamais. » (Trousseau.)

Etant donné ce point de départ, étant donné l'état de la technique microscopique à cette époque, quoi d'étonnant à ce que le système nerveux central ait paru indemne, quoi d'étonnant à ce que les premiers travaux sur ce sujet remontent à quinze ans à peine.

C'est en effet en 1862 que MM. Charcot et Vulpian publièrent la première autopsie d'un cas de paralysie du voile du palais, dans laquelle des lésions quelque peu significatives furent trouvées.

Nous ne rapporterons pas ici l'observation bien connue de la femme Guillory. Nous ne ferons que relater les résultats de l'autopsie, la mort étant survenue par hémorrhagie utérine, pleurésie, marasme.

Obs. XIII. — A l'œil nu, muscles du voile plus pâles que normalement. Au microscope, la plupart ont conservé leurs caractères ordinaires. Vingt-quatre heures après la nécropsie, on voit assez manifestement les stries transversales. Çà et là, interposées aux fibres saines, sont des fibres plus ou moins remplies de granulations graisseuses. Les nerfs musculaires présentent des altérations remarquables; certaines fibres sont constituées par des tubes vides de matière médullaire. Sous le névrilème, de distance en distance, on voit des corps granuleux, elliptiques, avec noyau; d'autres plus allongés, sans noyau; mais les filets altérés à ce degré sont rares; la plupart ne le sont que partiellement et sont composés de tubes de deux sortes, dont les uns ont une matière médullaire saine, les autres granuleuse et présentent de plus un semis de fines granulations graisseuses, soit entre les tubes, soit sous le névrilème commun. Enfin sous ce névrilème, on observe en quelques endroits des corps granuleux semblables à ceux de certains foyers de ramollissement cérébral. La membrane muqueuse est saine; çà et là un peu de granulations graisseuses. Il est possible que les filets nerveux, composés de tubes sains mêlés de tubes altérés, soient des tubes sensitifs sains et des tubes moteurs altérés. Ces lésions ne furent pas comme on pourrait le croire la conséquence de l'inertie musculaire, la paralysie du voile du palais ayant duré un mois à peine, et le voile ayant été soumis durant tout ce temps à la faradisation.

Cette observation de MM. Charcot et Vulpian, n'est pas restée isolée.

En 1869, dans l'article DIPHTHÉRIE du *Dictionnaire de médecine et de chirurgie*, MM. Lorain et Lépine parlent d'un cas dans lequel ils ont observé des lésions semblables.

De plus, M. le Dr Liouville, dans un cas de paralysie diphthéritique du diaphragme, a trouvé sur le nerf phrénique des altérations analogues.

En 1867 (*Zeitsch für Biologie*) Bühl publia le résultat d'une autopsie de paralysie diphthéritique.

OBS. XV. — Il s'agit d'un homme de 45 ans qui paraît être mort dans un état d'affaiblissement extrême et alors que la paralysie existait depuis longtemps déjà. Il trouva dans le cerveau de nombreux petits extravasats sanguins avec ramollissement périphérique ; à leur point d'union, les racines postérieures et antérieures de la moelle, y compris les ganglions spinaux, avaient un volume presque double et étaient colorés en rouge sombre par des extravasats sanguins, lesquels offraient déjà les signes du ramollissement jaune. La cause de cet épanchement était une infiltration diphthérique des gaînes nerveuses, étendue aussi au tissu conjonctif interstitiel. C'est dans le segment lombaire que cette augmentation de volume avait atteint son plus haut degré : elle était moins accusée dans la région cervicale, et encore moins dans le segment dorsal. La moelle était peu lésée ; les troncs nerveux ne furent pas examinés. »

Mais pour donner à cette observation toute la valeur qu'elle peut comporter, il est nécessaire de savoir ce que l'auteur entend par infiltration diphthéritique.

Bühl assigne à la diphthérie une lésion caractéristique qui consisterait dans une infiltration des tissus malades par des corps cellulaires ou nucléolaires (cytoïde Körper) tantôt isolés, tantôt réunis au nombre de deux à six sur une même masse de protoplasma, et cette néo formation se retrouverait non-seulement dans les fausses membranes, mais dans les muqueuses, et nous venons de le voir jusque dans le névrilème.

En 1868, Max Jaffé se range à l'opinion de Bühl ; il est persuadé que l'infiltration diphthéritique détermine une altération spéciale du tissu conjonctif, étreint les faisceaux nerveux dans les gaînes desquelles elle s'est déposée.

Œrtel, dans un cas de paralysie diphthéritique avec atrophie musculaire généralisée, trouva des hémorrhagies capillaires, les unes récentes, les autres plus anciennes, dans les dures-mères crânienne et rachidienne, ainsi que dans les gaînes des racines nerveuses et des nerfs périphériques. De plus, dans les cornes antérieures, il trouva une multiplication des noyaux avec de petits foyers hémorrhagiques.

Leyden a constaté dans une autopsie des lésions constituant une véritable névrite ascendante, névrite envahissant les nerfs de proche en proche, et pouvant remonter vers les centres jusqu'au bulbe.

Nous verrons à la pathogénie pourquoi il ne nous paraît pas possible d'admettre cette névrite ascendante.

En 1876, à propos d'un cas de paralysie diphthéritique de l'adulte, M. Pierret a fait à la Société de biologie une communication dont voici le résumé :

Après quelques jours passés dans un liquide durcissant, il était facile de constater que les méninges présentaient une adhérence anormale.

Sur le feuillet viscéral de l'arachnoïde existait un exsudat de tous points comparable aux pseudo-membranes diphthéritiques, c'est-à-dire composé d'un réseau de fibrine fibrillaire infiltré de leucocytes.

Les vaisseaux qui traversent la pie-mère étaient presque tous oblitérés. Le malade avait eu une paraplégie et le maximum des lésions était à la région lombaire.

Des phénomènes asphyxiques avaient joué un rôle considérable dans sa mort ; aussi infiltration diphthéritique de l'épendyme avec inflammation sous-jacente et probablement irritation et altération du noyau d'origine des nerfs vagues.

Ces lésions décrites par M. Pierret ne nous paraissent pas constantes. M. le professeur Vulpian ayant examiné la moelle épinière de trois enfants qui avaient succombé par suite d'une paralysie diphthérique, n'a vu sur aucune, ni traces de méningite, ni épaississement des membranes, ni couche pseudo-membraneuse. Mais il a constaté une raréfaction du tissu conjonctif de la partie externe et postérieure de la corne antérieure de la substance grise, et une modification assez nette des cellules nerveuses à ce niveau. Ces cellules étaient plus globuleuses, à noyau moins visible, les prolongements en étaient plus fragiles.

Jusqu'ici, nous voyons que les résultats acquis ne sont pas bien considérables. Le petit nombre d'autopsies bien faites publiées par différents auteurs, concernent soit des faits dans lesquels on n'a rien trouvé, soit d'autres dans lesquels on a trouvé des lésions disparates entre elles, en rapport évident, soit avec l'asphyxie, soit avec des accidents cérébraux d'une autre nature ayant coïncidé avec la paralysie.

C'est à M. Dejerine, interne distingué des hôpitaux, et élève de M. le professeur Vulpian, que l'on doit d'avoir le premier décrit d'une façon précise les lésions du système nerveux dans la paralysie diphthéritique.

Notre collègue, pendant son séjour à l'hôpital Sainte-Eugénie, a pu recueillir cinq observations de paralysie diphthéritique terminée par la mort, et, dans ces cinq cas, il a trouvé constamment les mêmes lésions, d'autant plus marquées que la paralysie avait duré plus longtemps.

Aussi croyons-nous que les résultats acquis par M. Dejerine le seront définitivement, et que nos connaissances anatomo-pathologiques à propos de la paralysie diphthéritique, ont fait un grand pas.

Nous allons donner une analyse aussi fidèle que possible de son travail, et nous publierons à la fin de ce chapitre un résumé de ses cinq observations.

Dans la paralysie diphthéritique existent deux sortes de lésions constantes :

1° Des lésions des racines antérieures et des nerfs intra-musculaires ;

2° Des lésions de la substance grise de la moelle épinière.

Mais avant d'aborder l'étude de ces lésions, nous devons dire en deux mots la marche suivie par l'auteur dans ses examens.

La moelle étant enlevée, la dure-mère incisée sur ses deux faces, les racines étaient sectionnées aussi près que possible de leur émergence, et plongées pendant vingt-quatre heures dans une solution d'acide osmique au 1/100.

Après ce temps, elles étaient lavées à l'eau distillée, dissociées et traitées par le picro-carminate d'ammoniaque.

La moelle et les gros troncs nerveux étaient durcis dans l'acide chromique, et colorés par le carmin neutre ou légèrement ammoniacal.

Les altérations des racines antérieures n'ont rien de spécial ; elles sont semblables à celles que l'on constate dans un nerf privé de son centre trophique, soit par le fait d'une lésion des cellules de la substance grise des cornes antérieures, soit par le fait de l'interruption des communications qui existent à l'état normal entre les racines et ces éléments.

Et nous savons depuis les travaux de Waller, Schiff, Vulpian et Philipeaux, Ecchorst, Ranvier, Cossy et Déjérine, en quoi consistent ces altérations. La myéline se fragmente, le noyau de chaque segment interannulaire remplit la gaîne de Schwann, et le protoplasma du nerf commence à végéter. Plus tard la myéline est fragmentée en blocs plus petits, plus arrondis, contenant encore dans leur intérieur des fragments de cylindre-axe. A ce moment, les noyaux de la gaîne commencent à se multiplier, et les altérations s'accentuant davantage, le cylindre-axe finit par disparaître ainsi que la myéline. Alors la gaîne de Schwann qui ne contient plus que des noyaux et du protoplasma prend un aspect moniliforme qui peut persister indéfiniment.

Si nous nous demandons maintenant quelle est la nature du processus qui se passe dans les nerfs lorsqu'ils sont séparés de leurs centres trophiques, nous n'hésiterons pas à dire que ce ne peut être qu'une atrophie primitive du tube nerveux, ou une inflammation suivant les voies de la conductibilité physiologique du nerf ; et comme les lésions histologiques que l'on constate, multiplication des noyaux, végétations du protoplasma, sont des caractères fondamentaux de l'inflammation, c'est cette dernière opinion qui nous paraît la plus probable.

Seulement, et il faut se garder de l'oublier, les phénomènes inflammatoires sont secondaires. La première phase du processus est passive. Le tube nerveux une fois séparé de son centre trophique s'altère, et la myéline ainsi que le cylindre axe, devenus corps étrangers, déterminent du côté du noyau et du protoplasma les lésions que nous venons de décrire.

La cause première doit être recherchée plus haut ; elle ne peut exister que dans les méninges, dans les gaînes des racines ou dans la substance grise de la moelle.

Les lésions qui ont été décrites par M. Pierret, et qui consistaient en néo-membranes disséminées sur la surface de la moelle coïncidant avec une endonévrite et une périnévrite des racines, pourraient rendre compte des altérations trouvées dans les tubes nerveux. Mais M. Dejerine, pas plus que son maître M. le professeur Vulpian, n'a jamais rencontré ces lésions, et les traces d'irritation présentées par le tissu conjonctif inter-tubulaire étaient tellement minimes, que cette inflammation était évidemment la conséquence de l'altération des tubes nerveux et non sa cause.

C'est en suivant ce raisonnement auquel, ce nous semble, il n'y a rien à reprendre, que M. Dejerine a été amené à examiner la substance grise de la moelle.

Les altérations qu'il y a rencontrées portent sur les cellules nerveuses, la névroglie, les vaisseaux.

I. *Lésions des cellules nerveuses.* — A un faible grossissement, ces lésions sont déjà assez marquées pour attirer l'attention ; sur une coupe de la moelle on n'observe pas l'aspect si caractéristique que présente la substance grise avec ses groupes cellulaires, sillonnée par les cylindres axes anastomosés.

A un grossissement de 200 D, on voit que certaines cellules sont globuleuses, dépourvues de prolongements ou n'en présentant que de très-courts, à noyaux et à nucléoles ordinairement peu apparents ; on peut voir aussi de petits éléments ratatinés globuleux, vestiges probables de cellules préexistantes.

II. — *Lésions de la névroglie.* — La névroglie se colore mieux qu'à l'état normal sous l'influence du carmin. Les fibrilles et les noyaux sont plus nombreux ; ces derniers, principalement, dans le voisinage des vaisseaux et dans certaines régions : ils forment même de petits foyers de myélite autour du canal central et dans les commissures.

Ces petits foyers sont tout à fait semblables à ceux décrits par Michaud dans le tétanos.

III. *Lésions vasculaires.* — Ces lésions sont peut-être les plus évidentes ; elles consistent dans une congestion avec ou sans diapédèse, congestion pouvant aller jusqu'à la production d'hémorrhagies. Dans les gaînes lymphatiques, on constate, soit une exsudation de leucocytes, soit aussi de petites hémorrhagies pouvant faire irruption dans le tissu nerveux de la substance grise.

Les lésions vasculaires n'existent, d'après M. Dejerine, que dans la substance grise des cornes antérieures et de la commissure.

En résumé ces lésions sont de nature irritative analogues à celles de la myélite, à la fois parenchymateuse et interstitielle, et bornées à la partie antérieure de la substance grise de la moelle.

Est-ce à dire maintenant que ces lésions existent constamment. Évidemment non. La mort peut survenir quelques heures après le début d'une paralysie diphthéritique et alors l'examen nécroscopique ne fournira aucun résultat; il se passera ici ce qui se passe dans l'expérience bien connue de Longet : qu'on sectionne un nerf, l'excito-motricité du bout périphérique diminuera d'emblée pour être éteinte 72 heures après et ce n'est que le quatrième jour que les lésions anatomiques seront évidentes.

Le travail de M. Dejerine a avancé de beaucoup l'état de nos connaissances sur les lésions du système nerveux dans la paralysie diphthéritique. Il a diminué le nombre des désidérata, mais il n'a pas cependant résolu toutes les questions qu'il est permis de se poser à ce sujet.

Si maintenant nous comprenons parfaitement que ces troubles paralytiques puissent guérir, étant donné le peu d'altération des cellules, et la petite proportion (un sur dix) de tubes nerveux altérés; si nous comprenons également qu'aux troubles paralytiques puissent succéder des atrophies très-graves, il est vrai de dire que nous en sommes toujours au même point pour ce qui est des troubles de la sensibilité.

Obs. XV. — Le nommé M..., âgé de 2 ans et demi est entré le 13 décembre 1876, à la salle saint-Augustin, service de M. Cadet de Gassicourt.

Cet enfant est atteint d'un mal de Pott dorsal, mais on ne constate rien de particulier aux membres inférieurs, pas de paralysie, pas d'épilepsie spinale ; les membres inférieurs sont il est vrai un peu faibles, mais l'enfant se tient debout ; marche tout seul et ramasse un objet à terre par un mouvement caractéristique ; pas d'abcès par congestion. Bon état général. Toniques, repos au lit.

6 juillet. Angine diphthéritique.

8. Les fausses membranes diminuent.

19. Les fausses membranes ont entièrement disparu. Hier on remarqué qu'en buvant, quelques gouttes des liquides reviennent par le nez.

22. L'enfant est guéri et remonte aux chroniques avec une paralysie du voile du palais.

9 août. Depuis que l'enfant est revenu à la salle Saint-Augustin, la paralysie du voile du palais, qui s'était montrée le 18 juillet à un léger degré et d'une façon passagère, a reparu très-intense cette fois et accompagnée de paralysies du pharynx également très-accentuées.

Outre la paralysie du voile du palais et du pharynx, on constate une paralysie des quatre membres, cette paralysie est plus complète aux membres inférieurs.

Les mouvements volontaires sont encore possibles, mais ils ont perdu la plus grande partie de leur énergie : l'enfant lève les bras avec peine et les laisse retomber.

Pour les membres inférieurs, la paralysie est encore plus accentuée ; dans son lit l'enfant peut encore remuer ses jambes, mais la station debout est impossible.

Les phénomènes paralytiques ont été en progressant jusqu'au 16 août, jour de la mort.

Obs. XVI. — L... (Charles), âgé dé 3 ans et demi, entre le 18 juin à l'hôpital Sainte-Eugénie, salle Saint-Benjamin, n° 13, service de M. le Dr Bergeron ; ce n'est que depuis la veille que cet enfant a commencé à se plaindre de sa gorge. Le lendemain de son entrée, le fond de la gorge est rouge, les amygdales, sans présenter de tuméfactions notables, sont recouvertes d'un produit pseudo-membraneux et blanchâtre, épais, mais plus épais et plus étendu à gauche qu'à droite ; il en est de même de l'engorgement ganglionnaire sous-maxillaire qui est plus considérable du côté gauche que du côté droit. Le tissu cellulaire périganglionnaire ne présente aucune trace d'empâtement. La voix est nette, la toux légèrement catarrhale.

L'angine fut assez grave et l'enfant pâlit et maigrit considérablement.

5 juillet. L'enfant commence à nasonner, l'absorption des liquides provoque de la toux, une certaine quantité sort par les narines.

7. La paralysie du voile du palais s'accentue davantage et commence à se généraliser aux membres supérieurs.

15. La paralysie a fait des progrès considérables, à peine sent-on la pression des mains, l'enfant ne se tient plus que difficilement sur son lit, sa tête retombe sur l'une ou sur l'autre épaule; s'il veut se recoucher, il retombe « tout d'une pièce » sur son oreiller.

La sensibilité persiste intacte aux membres supérieurs et inférieurs. En examinant le fond de la gorge on constate que les piliers se contractent légèrement, les palato-staphylins restent immobiles et la luette traîne sur la base de la langue, il semble exister un certain degré d'insensibilité de l'arrière-gorge, la déglutition ne provoque plus de quintes de toux, les liquides ressortent en partie cependant par les fosses nasales.

La motilité des membres supérieurs, des muscles du tronc et de la nuque est abolie complètement.

22. L'état du malade s'aggrave tous les jours. L'électrisation faradique des muscles des membres supérieurs produit à peine quelques tressaillements musculaires, le même courant provoque d'énergiques contractions dans les muscles des extrémités inférieures.

25. La respiration commence à s'embarrasser. Râles trachéaux par intervalles. Mort dans la journée du 26.

Obs. XVII. — Le nommé X... (Léon), âgée de 3 ans, est entré le 20 mars 1877 dans le service de M. le Dr Cadet de Gassicourt.

Mère morte tuberculeuse.

Cet enfant a toujours été bien portant. Il paraît n'avoir eu aucune fièvre éruptive. Pas de coqueluche. Il y a 9 jours il a eu la rougeole. Depuis lors il tousse constamment. Diarrhée. Impétigo du cuir chevelu.

Le 21 mars. La voix est éteinte ainsi que la toux, la respiration est facile ; râles sous-crépitants à la base gauche en arrière. Amygdales volumineuses et un peu rouges sans fausses membranes, mais petite ulcération à la commissure labiale droite avec fausse membrane. Engorgement ganglionnaire sous-maxillaire peu accusé. Engorgements cervicaux.

Le 22. La voix et la toux conservent les mêmes caractères. La fausse membrane de la commissure droite a augmenté. La respiration est plus ample, un peu plus rude à gauche, mais sans râle.

Le 28. Même état, respiration assez pure, Toux et voix éteintes. Conjonctivite et kératite diphthéritiques.

Le 1er avril. Paralysie du voile du palais qui s'étend bientôt aux membres supérieurs; cet état dure jusqu'au 11 avril, date de la mort

Obs. XVIII.— La nommée X..., âgée de 3 ans, entre dans le service de M. le Dr Bergeron, le 10 avril 1876; à son entrée on constate les signes d'une angine diphthéritique, fausses membranes sur les amygdales et les piliers, engorgement ganglionnaire.

Le 25 avril les fausses membranes ont disparu, mais les muscles du pharynx et du voile du palais commencent à être atteints de paralysie, nasonnement, dysphagie, etc. Le même jour on note un certain degré de faiblesse du côté des membres supérieurs, faiblesse qui va en augmentant dé plus en plus les jours suivants, et le 22 avril, 7e jour du début des accidents paralytiques, l'enfant succomba. A l'autopsie on trouva dans les 2 poumons des noyaux de broncho-pneumonie.

Obs. XIX. — La nommée Mathilde M..., âgée de 5 ans est entrée le 8 mai 1877 à la salle Sainte-Mathilde, no 7, hôpital Sainte-Eugénie, dans le service de M. le Dr Bergeron.

Cette enfant était, il y a trois semaines dans le service de chirurgie de l'hôpital pour une plaie de la cuisse droite; elle y était depuis quelque jours, lorsque, voyant qu'elle avait de la fièvre, étant du reste à peu près guérie, on la fit sortir de l'hôpital. Elle fut emmenée à Épinay, où elle resta une vingtaine de jours, puis ramenée à l'hôpital avec une angine couenneuse. On ne peut obtenir de renseignements exacts sur la date du début de l'angine; cette angine couenneuse fut assez grave mais cependant le 18 mai tout a disparu, il reste seulement un peu de rougeur sur l'amygdale.

Le 21 mai. L'angine est tout à fait guérie, mais le voile du palais commence à se paralyser, les palato-staphylins sont pris, la luette traîne sur la base de la langue et n'a d'autres mouvements que ceux que lui communique la colonne d'air pendant les mouvements respiratoires. Les boissons remontent par les fosses nasales. Traitement tonique, électrisation du voile avec un courant faradique.

L'urine contient une assez forte proportion d'albumine.

Le 22 mai. Mêmes phénomènes, notamment du côté de la voix.

Le 23 mai. L'enfant s'est levée et en voulant marcher elle es tombée plusieurs fois.

Le 24 mai. On examine la motilité des membres. La marche et la station debout sont à peine possibles : l'enfant s'affaisse en marchant. Du côté des bras on peut constater également un degré de faiblesse très-prononcée : l'enfant peut à peine serrer avec ses mains.

La sensibilité est à peine touchée, il y a un peu d'analgésie : l'enfant paraît du reste ne se rendre pas très-bien compte de ses sensations.

La contractilité électrique est diminuée dans les muscles paralysés (on s'est servi d'un appareil d'induction).

Le 30 mai. Cet état a persisté en s'aggravant chaque jour ; l'enfant, qui se traînait encore un peu, ne cherche plus à sortir de son lit ; ses membres inférieurs, dans un état de paralysie très-marquée, décrivent à peine quelques mouvements de reptation dans son lit.

Les membres supérieurs sont toujours paralysés mais à un degré moindre que les inférieurs. Même état de la contractilité électrique qui est toujours diminuée.

Faradisation quotidienne des muscles paralysés. Rien à noter du côté des sphincters.

Cet état dure jusqu'au 7 juin ; à cette époque, les parents emmenèrent l'enfant chez eux.

Le 18 juin, la mère revient portant l'enfant sur ses bras et demandant à la faire rentrer.

Prise depuis 2 jours d'une diarrhée abondante, la petite malade était dans un état de faiblesse extrême, la paralysie était absolument complète et généralisée, l'enfant mourut deux heures après son entrée à la salle Sainte-Marguerite, dans le service de M. le Dr Triboulet.

CHAPITRE VI.

PATHOGÉNIE.

Si les paralysies étaient limitées à la région pharyngo-palatine la question serait assez simple. Depuis les travaux de Zenker, Hayem, Liouville, Charcot et Vulpian, Lorain et Lépine, on connaît la propagation de l'inflammation aux plans musculaires et aux extrémités nerveuses sous-jacentes.

Point n'est besoin d'une inflammation violente, ce ne sont pas toujours les inflammations les plus intenses qui donnent lieu aux irradiations et aux retentissements les plus éloignés.

Mais il n'en est plus de même pour les paralysies généralisées; elles sont d'une explication plus difficile, aussi les théories sont-elles nombreuses.

Pour Trousseau, la cause réelle des paralysies diphthéritiques est dans l'empoisonnement, dans l'intoxication de l'économie par le principe morbide qui donne lieu à la maladie de laquelle ces accidents dépendent, et il les rapproche des paralysies consécutives à divers empoisonnements.

M. Gubler (1860) fait deux classes des paralysies diphthéritiques : les unes dues à la propagation sur d'autres nerfs des lésions qui existent au pharynx ; les autres de nature asthénique.

Les premières sont les paralysies de l'œil, du goût, de l'ouïe, de la langue, des lèvres, de la face, des muscles de la nuque, des muscles inspirateurs et du cœur.

Les troubles visuels tiendraient à ce que l'inflammation se propage par le ganglion cervical supérieur au grand sympathique.

L'affaiblissement du goût et de l'ouïe, la paralysie des

lèvres et de la face seraient dus à l'inflammation du grand sympathique, du trijumeau et du facial, inflammation s'étendant des nerfs palatins par l'intermédiaire du ganglion de Mœkel.

Enfin sur les parois du pharynx existe un plexus sur lequel insistait Cruveilhier, formé par des branches du glosso-pharyngien, du pneumogastrique, du grand sympathique anastomosés avec des filets venant des nerfs cervicaux, et la propagation de l'inflammation à ce plexus expliquerait la paralysie de la nuque, l'insensibilité de la langue, les troubles pulmonaires et cardiaques.

Cette explication a le mérite de ne laisser qu'un petit nombre de desiderata et de rendre compte de presque tous les phénomènes observés.

Il n'en est pas de même de la théorie de l'asthénie qui soulève contre elle des objections considérables.

Souvent l'angine qui a précédé la paralysie a été d'une bénignité remarquable, n'a été accompagnée que d'une réaction générale extrêmement peu accusée ; souvent l'alimentation n'a pas été suspendue et presque toujours le malade a été soumis à un régime tonique des mieux combinés ; comment dans ces cas faire intervenir l'asthénie qui pourrait à peine expliquer une faiblesse généralisée, mais non des paralysies limitées même incomplètes.

M. Brown-Séquard fait rentrer les paralysies postdiphthéritiques dans la catégorie des paralysies réflexes. Admettant qu'il peut exister une altération du sang, que cette altération du sang peut même causer un certain degré de paralysie, ce savant ne peut pas croire qu'une paralysie uniquement localisée dans les membres inférieurs puisse être produite par une cause aussi générale qu'une altération du sang.

Pour lui les paralysies diphthéritiques ne sont autre chose que des paralysies réflexes produites par la contraction des vaisseaux sanguins dans les centres nerveux, dans les nerfs moteurs ou dans les muscles.

Nous ne pouvons admettre que les paralysies que nous étudions soient des paralysies réflexes, il est trop facile de voir combien elles diffèrent des autres paralysies de cette nature.

A côté de la théorie de Brown-Séquard, nous devons placer celle formulée par Colin qui s'en rapproche beaucoup; seulement au lieu de placer le point de départ du réflexe dans l'irritation due à l'angine, M. Colin le place dans la paralysie du voile du palais. « Certains actes normaux, dit-il, ne pouvant s'accomplir qu'à la condition d'une excitation périphérique perçue par un centre nerveux, la paralysie du voile du palais aurait pour résultat la suppression d'une de ces excitations physiologiques et la production réflexe pour ainsi dire, de la paralysie généralisée. » Pour cet auteur, la paralysie du voile du palais est donc nécessairement l'intermédiaire entre l'angine et la généralisation de la paralysie ; or on sait que cet intermédiaire manque fréquemment. De plus cette théorie ne peut rendre compte des paralysies survenant deux mois après la guérison de l'angine.

Comparant ce qui se passe dans la diphthérie et ce qui se passe dans le tétanos, Herman Weber trouve que le tétanos traumatique et les troubles nerveux diphthéritiques ont cela de commun :

1° Entre le début de la lésion ou de la modification périphérique et l'invasion du trouble central il s'écoule un espace de temps variable ;

2° La diphthérie, de même qu'une plaie, ne conduit que rarement à des troubles nerveux ;

3° Les traumatismes les plus insignifiants peuvent produire le tétanos, et les angines les plus bénignes une paralysie généralisée.

Cependant il n'ose pas, et avec raison, trouver ces analogies suffisantes pour lui permettre de soutenir la théorie pathogénique qui en résulterait.

Au paragraphe Anatomie pathologique nous avons parlé

de la théorie émise par Bühl en 1864, mais depuis, cet auteur paraît avoir abandonné sa propre théorie pour se ranger à la théorie parasitaire dont nous devons dire quelques mots à titre de simples renseignements historiques.

Dans la fausse membrane, on ne trouve pas seulement de la fibrine, des leucocytes et des transformations épithéliales, mais aussi des champignons ou des algues inférieurs, et si le plus grand nombre des auteurs qui les ont décrits n'y a pas attaché une importance excessive, d'autres en ont fait le point de départ d'une théorie qui, jusqu'à présent, manque absolument de confirmation, et n'a pas eu d'ailleurs d'adeptes en France.

Letzerich admet comme existant dans les fausses membranes un seul champignon à l'exception de tous les autres, ce champignon étant le *zygodesmus fuscus* qu'il prétend avoir suivi dans les ganglions lymphatiques, dans les muscles, dans les reins. Ce champignon pénétrerait dans le corps muqueux de Malpighi, y provoquerait la formation d'exsudats, puis rongeant les parois des vaisseaux lymphatiques et sanguins, il pénétrerait dans leur cavité pour y former des embolies parasitaires.

Une fois dans le système circulatoire, les spores se répandraient dans tout l'organisme, puis en sortiraient par diapédèse pour former de nouveaux foyers, et les accidents paralytiques auraient une explication toute simple et naturelle : ils ne seraient que la conséquence de l'irritation produite par ces microphytes dans le cerveau et la moelle.

Plus récemment, Letzerich a rapporté l'observation d'un de ses enfants mort, prétend-il, d'une paralysie cérébrale diphthéritique. Cette observation n'apporte aucun argument nouveau en faveur de sa théorie, M. le professeur Parrot ayant parfaitement reconnu que l'enfant en question était mort athreptique, et que Letzerich a confondu avec des fausses membranes diphthéritiques, le muguet et les ulcérations ptérygoïdiennes si fréquentes dans l'athrepsie.

En France, on ne s'est pas inquiété beaucoup de cette théorie aussi spécieuse que commode, et c'est en Allemagne qu'elle a trouvé sa réfutation.

Napier a bien observé le champignon décrit, mais chez des enfants parfaitement sains.

Max-Jaffé et Demne ne l'ont jamais rencontré.

Senator, dans un travail contre la théorie parasitaire de la diphthérie, établit que les auteurs qui attribuent à certains organismes inférieurs le rôle prépondérant dans la diphthérie, sont dans l'erreur, car ces organismes inférieurs n'existent pas dans tous les cas de diphthérie, et on peut les trouver dans les stomatites aphtheuse, ulcéreuse, mercurielle ; ils peuvent exister même chez l'individu sain et principalement au niveau des dents.

Pour Leyden, 1872, la paralysie diphthéritique reconnaîtrait pour cause une véritable myélite produite par irritation des nerfs périphériques ; il existerait dans les nerfs qui vont à la partie malade une *neuritis migrans* qui pourrait remonter jusque dans les centres nerveux et y déterminer des troubles amenant la paralysie.

Mais la névrite ascendante est très-rare, et les exemples cliniques absolument démonstratifs manquent jusqu'ici. Cependant nous devons dire qu'il y a de sérieuses raisons pour admettre son existence depuis que MM. Vulpian et Hayem ont démontré que le traumatisme et la cautérisation des nerfs peuvent produire une myélite, que l'inflammation se propage par le tissu connectif des nerfs ou par leurs tubes nerveux.

Même en admettant l'existence de ces myélites d'origine périphérique, il resterait encore à expliquer comment il peut se faire que la paralysie ne survienne que longtemps après que toute cause d'irritation périphérique a disparu, et comment il se fait également qu'elle ne débute pas inévitablement par le voile du palais quand elle succède à une angine.

La diphthérie est une maladie *infectieuse ;* à ce titre elle fait éprouver des modifications à toutes les parties constituantes de l'économie.

Les altérations du sang sont fréquentes, nous ne pouvons que renvoyer à ce qu'en disent MM. Millard et Peter ; la teinte sepia du sang des diphthériques est bien connue. De plus, M. Bergeron a communiqué à la Société médicale des hôpitaux deux cas d'inoculation de la diphthérie par le sang, et ces deux cas ne sont pas les seuls, nous pouvons en citer un troisième.

Le professeur O. Weber d'Elberfed se blessa au doigt en pratiquant la trachéotomie sur un enfant atteint du croup. Il s'ensuivit un panaris, une angioleucite de l'avant-bras, une adénite axillaire, et enfin une angine diphthéritique.

On peut donc affirmer que des altérations du sang existent dans la diphthérie, quoique des recherches plus précises sur ce point soient nécessaires.

D'un autre côté, nous savons l'existence de lésions des centres nerveux, et il nous semble que la pathogénie des paralysies diphthéritiques a fait un grand pas.

La paralysie diphthéritique ne se comporte pas comme une paralysie dynamique. Jamais elle ne s'établit d'emblée, jamais on ne la voit disparaître subitement. De plus, si nous ne nous étonnons pas de voir une affection comme l'hystérie dont aucune des manifestations ne peut être rattachée à une lésion déterminée, occasionner de véritables paralysies *sine materia*, il nous paraîtrait étonnant qu'il en fût de même de la diphthérie qui est une maladie caractérisée dans chacun de ses accidents par une altération soit des liquides, soit des solides, et nous ne comprendrions pas pourquoi seule, la paralysie serait la conséquence d'une perturbation dynamique éprouvée par le système nerveux.

Pour nous, la paralysie diphthéritique est une paralysie symptomatique d'une lésion de la moelle.

En faisant abstraction de la gravité, quelle analogie entre les paralysies diphthéritiques et les paralysies conséquence d'une myélite ?

Dans les unes et les autres on observe des sensations subjectives occupant les membres. Ce sont des fourmillements, des picotements, de l'engourdissement.

Dans les unes et dans les autres, les troubles de la motilité ne s'établissent jamais d'emblée ; la paralysie n'est complète qu'après un certain laps de temps.

Dans les unes et les autres, les convulsions sont rares, elles n'existent en effet dans la paralysie diphthéritique que lorsque celle-ci a revêtu un caractère de gravité exceptionnelle.

Aussi n'hésitons-nous pas à rapprocher les observations de paralysie diphthéritique,

De l'observation de Liouville : myélite à la suite d'une infection purulente consécutive à une périostite suppurée d'une phalange ;

De l'observation de Crouzet (Thèse Paris, 1827) : gastro-entérite, paraplégie, myélite ;

De l'observation de Brera, rapportée par Abercrombie : méningo-myélite suppurée dans un cas de fièvre pétéchiale ; et à grouper tous ces faits pour en faire une classe à part de paralysies qui nous paraîtraient mériter par leur origine l'épithète d'*infectieuses*.

CHAPITRE VII.

TRAITEMENT.

Le traitement de la paralysie diphthéritique comprend une série d'indications importantes que nous diviserons en deux classes :

1° Les indications générales.

2° Les indications locales.

Nous isolerons autant que possible le traitement spécial affecté aux complications paralytiques qui, dans les auteurs, se trouve un peu confusément mêlé à la médication destinée à combattre la diphthérie en général.

Les sujets qui ont subi les atteintes du mal diphthéritique, les adultes du reste aussi bien que les enfants, sont exposés à une grande anémie qui prolonge leur convalescence pendant des mois entiers, tout en les exposant à des complications parfois aussi graves que la diphhtérie elle-même ; notamment les accidents paralytiques, d'autant plus sérieux qu'ils s'attaquent le plus souvent comme on l'a vu, aux organes néccssaires à l'accomplissement des grandes fonctions de respiration, de circulation et surtout de digestion.

On devra commencer par lutter contre cette anémie, qui, d'ailleurs, suivant l'opinion de M. Archambault, se décèle presque toujours par la présence d'un bruit de souffle dont le maximum est à la base et qui se prolonge dans les vaisseaux du cou. En conséquence on prescrira les préparations martiales pendant longtemps, s'adressant de préférence aux préparations solubles. La teinture de mars, depuis 5 gouttes jusqu'à 15, chez les jeunes enfants âgés au plus de 4 ans. La médication ferrugineuse peut, du reste varier, et les formules pour les enfants doivent être souvent modifiées. C'est ainsi que le sirop d'iodure de fer, le fer dialysé (Archambault) et l'élixir de Rabuteau peuvent être prescrits.

Les préparations de quinquina sont bonnes aussi et doivent être jointes à la médication ferrée. On fera donc prendre du quinquina sous forme de pilules, de poudre, d'extrait. Mais pour les enfants notamment on aura soin d'éviter le vin de quinquina; il faut leur épargner les sensations de chaleur, de brûlure, d'aigreur, qu'occasionne en général l'absorption des liquides généreux.

Contre les phénomènes paralytiques, que ceux-ci soient généralisés ou localisés, on a conseillé les préparations strychniques, soit la teinture de noix vomique à la dose de 5 à 10 gouttes, soit le sirop de sulfate de strychnine préparé selon la formule du Codex et qui s'administre de telle sorte, que chaque cuillerée à café contient un demi-milligramme du sel indiqué. Cette dernière préparation est supérieure à la teinture de noix vomique qui amène des vomissements dès qu'on veut élever la dose.

Parmi les médications s'adressant à la paralysie en général, il faut avant tout signaler la méthode révulsive appliquée sur tout le tégument; cette méthode est même une de celles qui se soit des premières imposée à l'esprit des praticiens.

On a préconisé les frictions sèches sur tout le corps, avec une brosse de crin ou la paume de la main, mais ces frictions assez douloureuses sont en général mal faites. Les familles y répugnent, en outre n'y ont guère confiance par suite de l'absence d'un agent thérapeutique. Aussi est-il bon de prescrire plutôt des frictions aromatiques, non que nous ajoutions une grande importance à la vertu thérapeutique des vapeurs de benjoin ou de baies de genièvre.

Pour cela on s'y prend de la façon suivante : on met au-dessus d'un brasier ardent contenant du benjoin ou des baies de genièvre, une sorte de long sac dans l'intérieur duquel on dirige les vapeurs aromatiques ; lorsque l'air contenu dans ce sac est suffisamment aromatisé, on y enferme l'enfant jusqu'au cou et on frictionne à travers les plis de l'étoffe.

Dans le même but stimulant et tonique à la fois, on emploie encore les bains de baréges et surtout les bains salés ou mieux les bains de mer, ces derniers ont le double avantage de stimuler et la peau et l'appétit.

Voilà pour la thérapeutique générale.

Il est d'autres indications fournies par les localisations de la paralysie et par les accidents spéciaux auxquels elle expose, accidents qu'il est urgent de savoir conjurer.

Un des accidents qui compromettent le plus la convalescence des angines diphthéritiques et le succès d'une trachéotomie est la *dysphagie*.

Cette question de la *dysphagie* a soulevé un débat très-curieux et plein de renseignements instructifs, lors de la séance de la Société de médecine de Paris, le 23 août 1873. (*Gaz. des hôp.*, n° 29, 1874.)

C'est pour éviter les funestes conséquences de ce symptôme que les médecins se sont ingéniés à trouver des moyens des « petits moyens » comme dit M. Perrin, dans sa communication.

Obs. XX.—Il s'agit d'un enfant de 4 ans, opéré de trachéotomie par le chirurgien Ad. Richrad, e t qui avait rejeté des fausses membranes par sa canule. Huit jours après l'opération, une dysphagie intense se montra ; l'enfant rejetait tout, et l'on fut oblige de supprimer les liquides de son alimentation : la canule avait été retirée. Toutefois, en présence de la soif de l'enfant qui devenait un véritable supplice, on lui fit avaler de la glace pilée ; mais au bout de quatre jours, après de nombreux accès de suffocation, l'enfant refusa d'en continuer l'usage.

C'est alors que M. Perrin trouva le moyen suivant pour lutter contre cette dysphagie : « Je plaçai l'enfant à plat ventre sur mes deux bras, la face inclinée et tournée vers le sol, puis j'approcha de ses lèvres une assiette plate ordinaire remplie d'un liquide quelconque : lait, bouillon, tapioca clair, en même temps que j'éloignais graduellement l'assiette en question, de manière à obliger le petit malade à tendre le cou, à allonger les lèvres pour pratiquer une véritable succion du liquide. Grâce à ce petit moyen et à notre grande joie, l'enfant put, à partir de ce moment, boire à volonté. C'est à peine si pour un quart de verre de lait ou de bouillon, ainsi ingéré, il s'échappait une ou deux gouttes de liquide par la fistule trachéale, et encore cet inconvénient ne se produisit-il pas toujours.

Une seule cuillerée de lait revenait invariablement encore quinze jours après l'opération, par la fistule sus-sternale. Cette dysphagie a duré trois semaines entières avant de disparaître tout à fait, et malgré nos plus justes craintes, l'enfant, qui est resté maigre pendant le même temps, s'est complètement rétabli. »

Comme on le voit, M. Perrin compte sur les lois de la pesanteur : la bouche et la langue pratiquent une succion complète et la colonne de liquide est portée dans l'œsophage par une simple différence de pression.

Dans le cas où l'enfant aurait une paralysie même incomplète de l'orbiculaire des lèvres, de la langue, ce moyen serait d'une exécution impossible ; il exige de la part du malade des efforts de succion qu'il ne pourrait faire.

Aussi MM. Archambault et Perrin ont-ils employé un autre moyen pour un enfant opéré du croup et qui était atteint d'une paralysie des muscles de la face : le petit malade était placé en supination complète, la tête plus bas que les épaules, et on le faisait boire à la cuillère avec lenteur et précaution.

L'alimentation par la sonde œsophagienne et l'injection de liquides alimentaires épais, demi-solides, ne laisse pas que d'avoir certains insuccès. La mort est arrivée subitement chez un enfant du service de M. Archambault, que l'on était en train de nourrir de cette façon en y mettant toutes les précautions recommandées. Le premier repas avait été fait sans accident ; le second était à peine administré par l'interne du service, que l'enfant rejeta dans un effort de vomissement sonde et bouillon, et mourut subitement de syncope ou plutôt étouffé par le reflux dans les voies aériennes, d'un tapioca très-épais. D'autres insuccès survenus dans les mêmes conditions permettent d'inférer que l'emploi de la sonde œsophagienne est plus dangereux que les moyens indiqués plus haut.

On peut encore avoir recours à l'alimentation sous forme de lavements : lavements de tapioca, de lait, de chocolat, introduits doucement avec une poire en caoutchouc, après s'être toutefois assuré par un lavement préalable que le rectum est bien libre.

Les aliments solides passant en général beaucoup plus facilement que les liquides, on peut avoir recours à l'administration de gelées préparées avec le lichen ou la gélatine pure. Ces gelées seront alimentaires, désaltérantes ou médicamenteuses suivant la nature du liquide qui aura servi à faire bouillir le lichen ou la gélatine.

Les exemples de guérison obtenue à l'aide de l'*électricité* sont nombreux et nous n'y insisterons pas pour ce qui concerne les membres inférieurs où le mode d'application ne diffère pas de celui qu'on emploie pour toutes les paralysies en général.

Le point important à étudier est, à notre avis du moins, la guérison des accidents de la déglutition et de la vision : sur ces sujets, la séance de la Société de médecine où MM. Camuset et Onimus prirent la parole, est pleine d'enseignement.

M. Onimus répondant à M. Perrin, cita l'heureuse influence des courants continus pour la guérison des paralysies consécutives aux maladies aiguës, et à ce propos il signala le procédé d'électrisation à l'aide duquel il guérit la dysphagie des paralysies diphthéritiques.

M. Onimus se propose de produire des mouvements de déglutitions chez les paralysés. Ce moyen consiste à appliquer

2 électrodes d'un courant continu, soit sur la partie antérieure du cou, soit, l'un sur cette région et l'autre à la nuque. Chaque fois que l'on détermine une interruption du courant et surtout une alternative voltaïque, il se produit un mouvement complet de déglutition. Toutefois, ajoute M. Onimus, il se produit du côté des muscles du pharynx et du larynx ce qui n'a pas lieu du côté des muscles des membres par exemple. On sait qu'en général ces muscles n'éprouvent de contraction qu'au moment de la fermeture et de l'ouverture du courant continu et qu'ils sont dans un état de relâchement complet pendant le passage du courant.

Pour les muscles du pharynx et du larynx, une contraction moins énergique mais réelle persiste pendant tout le temps du passage et ce sont ces contractions qui ont reçu le nom de contractions *galvanotoniques*. Ce fait se constate surtout chez les hystériques aphones qui parlent pendant tout le temps de l'application du courant.

Pour l'appareil oculaire, il en est de même. Des guérisons ont été produites par l'application de l'électricité. Le ptosis de la paupière, la paralysie des muscles moteurs ou accommodateurs ont disparu presque généralement sous cette influence.

On peut suivre la pratique du Dr Camuset qu'on trouvera exposée dans l'observation que nous avons empruntée à son mémoire.

Ici il nous suffira de dire que généralement il n'est pas nécessaire d'employer une pile de plus de dix éléments et que l'électrode positif doit être appliqué sur la nuque, le négatif sur l'orbite.

Obs. XXI. — (Due à l'obligeance de M. le Dr X., ex-interne des hôpitaux). *Angine diphthéritique. Paralysie consécutive.*

Le 28 avril, dès mon réveil, je me sentis pris d'un mal de gorge assez fort.

Dans l'après-midi, la région sous-maxillaire droite était douloureuse sans gonflement. L'appétit au déjeûner avait été moindre que d'habitude. Le pouls était un peu vibrant, sans grande chaleur à la peau. Légère céphalalgie.

L'inspection de la gorge, négative le matin, me fit reconnaître à deux heures l'existence d'une plaque diphthéritique de la grandeur d'une pièce de 50 centimes sur la partie postérieure de l'amygdale droite.

Le soir il s'était produit une petite plaque de même nature sur l'amygdale gauche.

Pas d'engorgement ganglionnaire. La nuit se passa sans sommeil, la luette, considérablement tuméfiée déjà, gênait la respiration.

29 avril. Les fausses membranes ne se sont pas étendues, la luette, doublée de longueur, est plus que doublée d'épaisseur. Douleurs vives dans le côté droit du pharynx. La sensation pénible occasionnée par la tuméfaction de la luette augmente en même temps que cet appendice prend un volume plus considérable.

Le soir, tout le côté droit du pharynx est tapissé de fausses membranes ; il s'en est formé sur le côté droit du voile du palais, la luette est enchatonnée ; à gauche, plus rien. Peu de fièvre.

Le 30. Pas de changement, toujours peu de fièvre ; persistance des douleurs à droite ; on constate sur le pilier antérieur de ce côté une rougeur violacée presque phlegmoneuse. Pas d'engorgement ganglionnaire ; pas d'albumine. Apparition de coryza, écoulement par les narines de mucosités filantes, en petite quantité. Irrigations phéniquées, fréquentes. Potion d'acétate d'ammoniaque. Toniques.

2 mai. Les fausses membranes commencent à se détacher. Rejet de quatre ou cinq fragments volumineux, l'un, entre autres, ros comme une petite noix, et constitué par des couches fibrineuses stratifiées. L'haleine est fétide. Les mucosités qui s'écoulent des narines contiennent des traînées sanguinolentes et des productions fibrineuses non concrétées, n'ayant pas eu le temps de s'organiser en fausses membranes, vu l'abondance de la secrétion.

Le 3. Les fausses membranes continuent à se détacher. Le coryza devient plus intense.

Le 4. Il n'y a plus de fausses membranes que sur la luette et du côté droit ; à ce niveau existe une plaque grisâtre allant de la luette à l'amygdale qu'elle recouvre. Dans la matinée, menace de syncope.

La voix est couverte depuis le 30 au soir. La respiration et la poitrine sont libres.

Urine albumineuse peu abondante. Quelques ganglions.

Les jours suivants la gorge se nettoie. Sur la luette les productions pelliculaires se renouvellent. La plaque grise persiste à droit.

Le 16. Elle se détache, laissant à sa place [une perte de substance assez profonde, comprenant le pilier antérieur et toute la partie supérieure de l'amygdale avec sa fossette.

La voix est toujours couverte. Toux fréquente, crachats abondants, rougeâtres, contenant des flocons muqueux, et quelques débris de fausse membrane.

L'anorexie n'est pas absolue. La déglutition serait normale sans le retour des liquides par les fosses nasales. L'amaigrissement est considérable et s'accompagne d'une anémie profonde.

Le 17. Je quitte le lit pendant une heure, la faiblesse est très-grande, mais la marche est libre.

L'anorexie a persisté pendant trois semaines environ à dater du 16 mai.

Jusqu'à cette époque l''alimentation avait été absolument liquide, assez abondante et facile, vu le peu de trouble de la déglutition.

La paralysie du voile du palais a toujours été incomplète, et a été la première étape dans la série des accidents paralytiques.

Puis, c'est-à-dire postérieurement au 16 mai, la déglutition est devenue plus difficile. La gêne a d'abord porté sur les aliments solides, qui restaient comme accrochés derrière la langue, et les iquides au début facilitaient le passage. Mais plus tard ils ne pouvaient plus être déglutis que par gorgées sous peine de provoquer des quintes de toux des plus pénibles et survenant même malgré ces précautions. La voix resta absolument voilée jusqu'au 16 mai, puis elle commença à revenir.

Le 25. Il était possible de parler à mi-voix. Toutefois ce n'est qu'en juillet qu'elle recouvra son son normal. La gêne de la déglutition dura jusqu'en juin. Elle disparut sous l'influence de l'application de courants électriques. Elle cessa complètement vers le 25 juin.

Les membres inférieurs à cette date étaient restés faibles san paralysie proprement dite.

Du côté de la sensibilité, il se manifesta au cours du mois de juin quelques phénomènes particuliers. Il survint de l'engourdissement des régions maxillaires inférieures, surtout de la droite, de l'engourdissement au niveau des attaches du pavillon de l'oreille du même côté; toujours du même côté, sensation de tuméfaction de la gencive; engourdissement de la langue qui, dans un point très-localisé au niveau de la pointe, allait jusqu'à l'anesthésie; aussitôt qu'elle était portée contre les dents, celles-ci semblaient ébranlées et fuir devant elle. On notait encore de l'engourdissement dans la paume des mains et le long des doigts.

Au 25 juin des promenades à pied étaient possibles depuis quelque temps déjà; il parut pendant la marche une amblyopie légère. Il était difficile de distinguer les personnes. Un jour entre autres il y eut de la diplopie, les deux images étaient droites et superposées. Passagers, ces troubles de la vue durèrent bien trois semaines. Fin juin, on put reconnaître à droite pendant plusieurs jours un léger strabisme interne. Dans les derniers jours de juin il ne restait plus de ces troubles sentitifs que de l'engourdissement des mains auquel vont s'ajouter de l'engourdissement des pieds. La faiblesse de membres inférieurs persistait toujours au même degré, quoique la maigreur ait beaucoup diminuée.

Le strabisme coïncida avec de la parésie des muscles de la face, parésie qui pour le triangulaire des lèvres et le carré du menton droit alla jusqu'à occasionner une déviation de la bouche.

Les muscles du cou étaient faibles et ne pouvaient maintenir la tête dans une extension parfaite.

1er juillet. La faiblesse des membres inférieurs dominait.

Le 14. Malgré le séjour à la campagne la faiblesse des membres inférieurs augmenta beaucoup. Puis les mains, les bras se prirent à leur tour.

Il existait une véritable anesthésie des doigts, outre la faiblesse et les troubles de sensibilité superficielle, il existait dans la paume de la main une sensation de contraction imputable peut-être à un excès d'action des inter-osseux palmaires.

La sensibilité électrique parut diminuer dans l'extenseur commun des doigts.

Ces troubles paralytiques s'atténuent en août, mais ce n'est que le 24 de ce mois qu'il me fut possible d'écrire.

Les troubles paralytiques des membres inférieurs persistèrent longtemps; la promenade était difficile, la démarche ressemblant à celle de l'ataxique.

Obs. XXII. (*Lancet*, 2 février 1877). — H. V..., 19 ans, maçon, célibataire, était admis le 31 octobre 1872, se plaignant d'affaiblissement dans les bras et les jambes.

Antécédents. — Pas de syphilis. Père mort tuberculeux à l'âge de 30 ans.

Le 26 juillet dernier il s'enrhuma, éprouva de la douleur dans la gorge, de la difficulté à avaler ; le soir, abondante épistaxis.

Le médecin cautérisa la gorge, et 14 jours après H... se sentait assez bien pour reprendre son ouvrage. Il ajoute que durant sa maladie il avait les narines bouchées par une matière fortement adhérente, mais jamais sa voix ne fut altérée, jamais non plus les aliments ne revinrent par le nez.

Un jour ou deux après la reprise de son travail de nouveaux symptômes apparurent.

D'abord ses yeux et ses jambes furent atteints ; il voyait double, il louchait de l'œil gauche et tandis qu'il travaillait il était obligé de ramper le long des murs au lieu de marcher.

Sa démarche était altérée, et du fait de la vue, et du fait d'un certain mouvement particulier des jambes qui quelquefois s'élevaient trop haut pour retomber brusquement.

Il éprouvait de la difficulté à avaler, mais la dysphagie ne fut jamais assez prononcée pour empêcher toute déglutition. Il ne pouvait avaler l'eau qu'à petites gorgées, autrement elle serait revenue par le nez ; la voix devint nasonnée et le goût semble avoir été altéré.

A ce moment le malade alla consulter le Dr X. d'Islington, qui a bien voulu nous communiquer ses notes.

Arrière-gorge congestionnée mais non ulcérée.

Symptômes de la paralysie du voile du palais et du pharynx.

Douleur profonde au niveau du cartilage cricoïde, douleurs passagères dans les bras, engourdissements dans les doigts, tiraillements involontaires des muscles de la face, tintements d'oreille, mais absence de paralysie dans les jambes, car le malade pouvait venir à pied jusqu'au dispensaire.

Juste huit jours après le commencement de ces symptômes le patient ne pouvait quitter le lit. Il louchait, avait de la diplopie. De plus, voix nasonnée, dysphagie, fourmillement des doigts, défaut dans la prononciation, surtout pour les consonnes *d* et *c*.

Céphalalgie frontale assez vive pour le faire crier et lui donner du délire la nuit.

Un vésicatoire à la nuque procura un soulagement rapide aux symptômes les plus graves, et quelques jours après la vue devint naturelle ainsi que la voix. Il pouvait avaler et avait bon appétit.

Mais malgré tout l'état des mains empira et bientôt le malade ne pouvait se servir ni d'un couteau, ni d'une fourchette.

A ce moment ses jambes deviennent de plus en plus faibles.

Quand le 31 octobre ce malade entra à l'hôpital il ne pouvait ni marcher, ni même se tenir debout sans aide; ses mains étaient paralysés au point de le mettre dans l'impossibilité de manger.

Un examen attentif nous montre :

Les mains ne peuvent serrer que très-faiblement.

Considérable paralysie des muscles des jambes, les pieds ne peuvent être ni fléchis, ni étendus si on y oppose la moindre résistance.

La marche est possible, mais spéciale. Le patient en se levant sépare ses pieds, fixe ses yeux sur le sol, balance son corps en mettant ses bras dans l'abduction, et ayant ainsi son équilibre, il avance lentement les articulations prêtes à fléchir, le tronc se balançant d'un côté à l'autre, d'un mouvement isochrone à celui des pieds. Après une demi-douzaine de pas il est heureux de s'appuyer sur un lit.

Debout, il tomberait si on lui fermait les yeux.

Dans les mains et les pieds continuels fourmillements.

Diminution évidente de la sensibilité dans les mains, rien aux pieds.

La sensibilité à l'électrisation faradique est diminuée plus dans les bras que dans les jambes.

Vue normale, yeux sains, fond de l'œil normal, sifflements d'oreilles avec un peu de surdité.

Tout le reste sain. Voix naturelle.

12 novembre.—Même état, le malade a éprouvé des soubresauts passagers dans les genoux, les pieds, les mains.

Le 15. Le malade se trouve plus faible. Il marche comme avant, mais est tombé deux fois dans la salle.

Le 27. Dans cette semaine amélioration ; depuis deux jours, léger mal de gorge et léger engorgement ganglionnaire.

2 décembre. — Les symptômes gutturaux ont disparu. Marche meilleure.

Le 10. Guérison complète, pas le moindre roulis.

Le traitement n'a jamais été que tonique.

Obs. XXIII. — La nommée Maillard (Marie), âgée de 55 ans, entre le 13 avril 1876 à l'hôpital de la Pitié, où elle est couchée dans la salle Saint-François, lit n° 14.

Il y a deux mois et demi, c'est-à-dire vers le commencement de février, cette femme a été atteinte d'une angine caractérisée par des plaques blanchâtres reposant sur l'amygdale et par un engorgement ganglionnaire.

Le 15 février, alors qu'elle était en pleine convalescence, grâce à des cautérisations répétées, elle se mit subitement à rejeter les boissons par le nez.

La paralysie du voile du palais dura quinze jours et disparut spontanément, mais dès cette époque la malade se plaignait de douleurs articulaires très-vives et très-mobiles, se portant rapidement d'une région à l'autre, mais siégeant cependant de préférence au niveau du cou-de-pied et du poignet.

Un peu plus tard, fourmillements très-pénibles, dans les orteils d'abord, dans les doigts de pieds ensuite.

A partir de ce moment la paralysie fit des progrès incessants, et bientôt M... était obligé de rester au lit, la station débout n'étant même pas possible, car les jambes pliaient sous le poids du corps. Dans le lit c'est à peine si avec les plus grands efforts elle parvient à soulever une de ses jambes ; de plus, la langue elle-même est pleine de fourmis.

Si on interroge la sensibilité, on constate qu'elle est conservée; les sensations douloureuses, tactiles, de température, sont parfaitement reçues, le froid augmente les fourmis.

La sensibilité générale et spéciale de la langue est intacte.

Les réflexes du pharynx sont tardifs, mais existent cependant, il en est de même de ceux des pieds.

La paralysie fait encore des progrès jusqu'à la fin d'avril. A ce moment non-seulement la malade ne peut pas lever ses membres au-dessus du plan du lit, mais même elle ne peut plus les fléchir ; il lui est également impossible de tenir son aiguille.

Devant cette persistance de l'affection on a recours à l'électrisation, et l'application des courants interrompus qui les premiers jours était à peine perçue, quoique tous les autres modes de sensibilité fussent intactes, eut évidemment une influence heureuse sur l'époque de la terminaison.

Rapidement la sensibilité de la peau aux courants électriques revint ainsi que la motilité, et bientôt il ne restait plus qu'une paralysie limitée au quatrième espace interosseux des mains.

Le petit doigt, toujours dans l'abduction par rapport à l'axe des mains, ne pouvait se rapprocher spontanément de l'annulaire.

Après deux mois de séjour à l'hôpital cette malade sort complètement guérie.

Obs. XXIV. (Due à l'obligeance de M. le Dr Boucheron). — Le 13 février 1877, je suis appelé par un médecin de mes amis, pour voir un de ses petits malades atteint d'angine diphthéritique depuis plusieurs jours déjà. L'enfant, âgé de 2 ans, est pâle, blafard, légèrement bouffi. Il présente sur les amygdales des plaques blanchâtres, caractéristiques, qui ne laissent aucun doute sur la nature diphthéritique de l'exsudat.

Le 21. Les plaques blanches ont presque disparu. On me remontre l'enfant atteint d'une paralysie du voile du palais et rejetant par les narines les liquides qu'il avale.

En outre il y a une insensibilité absolue de toute la surface cutanée. On ne trouve, ni sur la face, ni sur le tronc, ni sur les membres, un seul point sensible à la douleur, à la chaleur ou au contact.

Les sens de la vue et de l'ouïe paraissent intacts. L'enfant est trop jeune pour qu'on puisse se rendre compte de l'état de l'odorat et du goût.

La voix, les cris sont nets, mais la parole est fortement troublée, il est presque impossible de comprendre un des mots prononcés. Cependant l'enfant paraît intelligent et il parlait assez bien avant sa maladie.

Le 24. Le frère aîné du malade qui n'avait pas été éloigné malgré le conseil du médecin, est pris d'une angine diphthéritique maligne, sans croup, avec d'énormes ganglions du cou.

Il meurt le 27,

Le même jour la sœur, âgée de 12 ans, est atteinte de cette angine mais à un degré moindre, elle a guéri sans accident.

Vers le même temps aussi, la mère présente, sur les amygdales, des plaques blanchâtres qui heureusement n'eurent pas de suites fâcheuses.

Quant au petit enfant premier atteint, l'angine disparut aussi, la paralysie du voile du palais s'amenda peu à peu. Mais l'anesthésie persista aussi complète qu'au début.

Enfin, au moment où la paralysie du voile du palais était presque terminée, où les aliments liquides ne refluaient plus par les narines, l'œsophage se paralysa à son tour. Les aliments liquides ou demi-liquides s'accumulaient dans une sorte de poche qui se trouvait vers la base du cou, puis un sentiment d'angoisse se produisait, l'enfant introduisait ses doigts au fond de sa gorge, provoquait une expulsion du contenu de cette petite poche et se sentait soulagé.

Le sentiment de la soif et de la faim se faisait de nouveau sentir, le pauvre enfant redemandait à boire, remplissait son entonnoir œsophagien, puis quelques minutes après en rejetait encore le contenu.

Une tentative d'introduction d'une petite sonde œsophagienne n'eut pas de succès, à cause de la terreur qu'elle causa à l'enfant.

Il succombait le 4 mars, trois semaines environ après le début de sa maladie.

Obs. XXV. (Recueillie dans le service de M. le prof. Hardy, par M. Malherbe, externe). — Lepée (Virginie), âgée de 58 ans, entre le 18 mai 1876, à la salle Sainte-Anne, lit n° 9.

Antécédents. — La malade dit s'être toujours bien portée, sauf une rougeole qu'elle avait eue à l'âge de 8 ans. Réglée régulièrement de 13 à 47 ans.

Au mois d'avril dernier, elle soigna plusieurs enfants qui eurent mal à la gorge, les embrassant sans crainte et buvant dans leurs verres. Deux de ces enfants moururent de leur angine.

Le 15 avril. Elle se sentit prise de mal de gorge, avec fièvre. Pendant quatre jours il lui fut impossible d'avaler quoi que ce soit; même sa salive. Elle alla consulter un pharmacien qui lui donna un vomitif et un gargarisme.

Le 20 avril. Le mal de gorge était terminé, et la malade s'était absolument rétablie.

Au commencement du mois de mai, elle s'aperçut qu'elle avalait difficilement les aliments solides; la malade, assez intelligente, se rendait bien compte de cette difficulté, qui, disait-elle, ne ressemblait en rien à la difficulté qu'elle éprouvait alors qu'elle avait son angine. Quelques jours après les liquides sortaient par le nez, et la voix devenait nasillarde.

Aussi ces troubles augmentant de plus en plus, cette malade se décida-t-elle à entrer à l'hôpital, où elle est reçue le 18 mai.

Etat actuel. — Légère déviation de la face, mais qui paraît provoquée par une cicatrice ancienne du côté gauche siégeant au niveau de la glande sous-maxillaire.

Nasonnement de la voix des plus marqués.

Le voile du palais et la luette paraissent normales ; mais ils sont complètement insensibles, et on peut les exciter sans provoquer le moindre réflexe.

La malade peut porter la langue à droite, à gauche, en bas ; mais il lui est impossible de la porter en haut.

Les mouvements des lèvres sont parfaitement conservés.

La sensibilité est intacte sur toute l'étendue du tégument externe.

Au dynamomètre, la pression de la main droite amène 25 kilogrammes, tandis que celle de la gauche n'amène que 15. — La malade assure de plus que ses forces ont considérablement diminué ; elle a beaucoup de peine à monter les escaliers, et elle ne peut plus travailler comme elle le faisait auparavant.

Pour boire, elle est obligée de rejeter la tête en arrière, afin que le liquide ne ressorte pas par le nez.

Pour avaler, elle est obligée de mâcher longtemps le bol alimentaire, puis de le projeter vivement dans l'œsophage par un brusque mouvement de la tête en haut et en arrière.

Traitement par les toniques.

Les phenomènes diminuent peu à peu, et, au commencement de juin, la malade peut être considérée comme guérie.

Nous devons les observations suivantes à l'obligeance de notre collègue M. Pelel, interne de M. le Dr Archambaut.

Obs. XXVI. — Le nommé Luthy (Edmond), âgé de 8 ans. Entré le 15 mars 1878, salle Saint-Louis, n° 24.

Antécédents. — Cet enfant vient du service des teigneux (salle Saint-Joseph). La maladie actuelle a débuté brusquement après le déjeûner par un vomissement suivi de céphalalgie et de frissons. En même temps l'enfant se plaignait de la gorge.

Etat actuel. — Le soir, on constate : température élevée : 40°,2. Gonflement des parties latérales du cou. Rougeur intense des amygdales. Pas de fausses membranes. Rougeur de la face. Pas d'éruptions sur le corps. On croit à une scarlatine.

Le 16 mars matin. Il existe sur les amygdales deux plaques grises sans caractères diphthéritiques bien marqués. Pas d'éruption.

Soir. Temp. R., 39°. Rien du côté des poumons.

Le 17. L'enfant ne se plaint que de la gorge. Les deux plaques blanches se sont étendues et ont pris un caractère franchement diphthéritique.

Badigeonnage trois fois par jour avec la solution de camphre phéniqué, les fausses membranes se détachent facilement. Elles sont jaunâtres, épaisses et se reproduisent rapidement.

Le 19. Les fausses membranes s'étendent sur le côté du voile du palais. Pas d'albumine.

Le 21. Apparition de l'albumine. Les plaques diphthéritiques tendent à disparaître. Elles sont moins grosses et n'existent plus que sur l'amygdale gauche et la partie voisine du voile du palais.

Le 24. La gorge est rouge, exulcérée, présentant par places quelques détritus grisâtres. Persistance de l'albuminurie.

Le 26. L'angine est en voie de guérison. On note pour la première fois que les liquides reviennent un peu par le nez. La voix n'est pas nasonnée.

Le 28. Voix légèrement nasonnée, pâleur, abattement sans fièvre. Quelques intermittences du pouls; 3 ou 4 pour 100 pulsations. Cette intermittence coïncide avec un bruit de galop. Toujours albuminurie.

1er avril. La voix devient très-nasonnée. La voix est faible, comme soufflée. Le bruit de galop existe toujours moins intense.

Le 2. L'albumine a disparu.

Le 8. On constate une diminution de la sensibilité sur toute la surface des téguments et de la muqueuse du voile du palais. Affaiblissement des membres inférieurs. La marche et la station debout sont très-difficiles.

Traitement. Bains sulfureux. Teinture de noix vomique.

Le 26. Le bruit de galop disparaît. Mais on constate un strabisme externe dû à la paralysie du droit interne. Cependant on ne peut pas arriver à constater de diplopie. Les pupilles sont un peu dilatées.

Il y a en même temps un peu de parésie du muscle releveur de la paupière gauche. Mêmes troubles de la sensibilité.

2 mai. L'enfant vomit depuis quelques jours ; on supprime la teinture de noix vomique dont il prenait environ 15 gouttes.

Paralysie presque complète du releveur de la paupière gauche.

Le regard est vague, immobile ; il est difficile de constater quels sont les muscles paralysés. Le petit malade n'accuse jamais de diplopie. Il suit mal des yeux le doigt qu'on lui montre.

Les mouvements des globes oculaires se font bien directement en haut mais sont presque nuls dans les autres sens.

Voix et toux aphones, ressemblant à celles d'un phthisique atteint d'ulcérations laryngées. Persistance des troubles de la déglutition ; cependant l'enfant se nourrit assez bien.

On constate ce jour-là une paralysie du diaphragme. La respiration est surtout costale ; pendant l'inspiration les fausses côtes sont soulevées, mais l'épigastre et l'abdomen se dépriment, tandis qu'au contraire il existe un soulèvement coïncidant avec l'expiration.

Intégrité des sphincters.

La marche est toujours difficile.

Le 13. L'œil gauche s'ouvre mieux surtout lorsque l'enfant fait effort.

Le 15. Les yeux suivent bien le doigt en tous sens. Amélioration générale. La figure reprend son expression.

La marche est plus facile.

Le 31. Guérison complète.

Obs. XXVII. — Le nommé Garnier, âgé de 10 ans, entre le 8 février 1878, salle Saint Louis n° 26.

Antécédents. — Cet enfant est sorti le 30 janvier dernier du service de M. Labric où il a été soigné pour une angine diphthéritique. A ce moment il était déjà paralysé du voile du palais. Quelques jours après il y eut des troubles visuels du côté droit. L'enfant paraissant plus malade, on se décide à le faire entrer de nouveau.

Etat actuel. — Etat anémique. Pâleur et souffle dans les vaisseaux du cou. Voix très-nasonnée. Les liquides reviennent par le nez lorsque l'enfant boit trop vite. Il n'existe pas de troubles visuels, cependant les pupilles sont un peu dilatées. L'ouïe paraît affaiblie du côté droit, cependant on n'a jamais constaté d'affections inflammatoires du conduit auditif.

Il n'existe pas d'autres paralysies. Pas d'albumine dans les urines.

Traitement. — Teinture de noix vomique, 8 gouttes ; Extrait de quinquina, 2 grammes ; sirop d'iodure de fer.

Le 24 février. L'enfant sort amélioré.

Obs. XXVIII.—Macard (Emilie), âgée de 9 ans. Entrée le 5 mars 1878, salle Saint-Geneviève n° 24.

Antécédents. Cette enfant vient d'un orphelinat, où deux de ses compagnes avaient été avant elle atteintes d'angine.

Le mal de gorge a débuté le 3. Pas de vomiseements.

Etat actuel. Les deux amygdales présentent une tuméfaction considérable, elles débordent le pilier antérieur du voile du palais. Elles sont recouvertes dans toute leur étendue d'une fausse membrane très-épaisse, qui ne s'étend pas sur le voile du palais.

Léger engorgement ganglionnaire sans gonflement œdémateux. Traitement. Extr. oléo-résineux de cubèbe 0,50 centigr.

Badigeonnage trois fois par jour avec une solution de camphre phéniquée.

Camphre	25 gr.
Acid. Phénique	9 gr.
Alcool	1 gr.

6 mars. Même état de la gorge. Pas d'éruption. Langue rouge sur les bords. État saburral.

Le 7. L'amygdale droite, la luette et les parties avoisinantes du voile du palais sont recouvertes par une fausse membrane large et épaisse.

Le soir, la fausse membrane s'est étendue sur l'amygdale gauche.

Le 8. Pas d'albumine dans les urines.

Les 9, 10, 11. Les fausses membranes tendent à disparaître. Léger nuage d'albumine.

Le 23. La malade parle du nez, et les boissons prises en petite quantité ont une légère tendance à revenir par le nez.

La nasonnement est plus marqué. La luette est insensible, elle ne se contracte pas lorsqu'on l'excite à l'aide de l'abaisse-langue ou d'un porte-plume.

Le 30. La malade sort guérie.

Obs. XXIX. — Le nommé Romagny, âgé de 5 ans, entre le 15 janvier 1878, salle Saint-Louis, n° 17.

Antécédents. Cet enfant a été soigné en ville, il y a un mois, pour un mal de gorge grave. Quelque temps après sa mère a remarqué qu'il parlait du nez, que *souvent il avalait de travers*, puis plus tard, la marche devint incertaine, il était comme paralysé.

Etat actuel. Cet enfant est pâle, la figure a perdu toute expression. Il répond difficilement aux questions.

La voix est nasonnée, et presque aphone. Lorsqu'il boit lentement, il n'y a pas de troubles de la déglutition. En examinant le voile du palais, on constate une pâleur de la muqueuse et son insensibilité. La luette reste pendante, mais les piliers se contractent un peu lorsqu'on les excite ; pas de trouble de la vue, ni de l'ouïe.

La marche est difficile, il est obligé de prendre sur les lits un point d'appui pour ne pas tomber. De plus il lui est nécessaire de mettre ses bras dans l'abduction et d'écarter ses jambes pour élargir sa base de sustentation. Il existe en outre dans les mouvements du pied droit un certain degré d'incoordination. Malgré tout il traîne ses pieds sur le sol. Pas de paralysie absolue de la sensibilité, mais il existe cependant un certain degré d'analgésie aux membres et à la face. Les piqûres ne sont pas douloureuses, mais le malade éprouve la sensation de contact ainsi que celle de froid et de chaud. Pas de troubles de la respiration. Intégrité des sphincters. Pas d'albumine dans les urines. Souffle anémique dans les vaisseaux du cou. Quand il ouvre la bouche la commissure droite reste immobile.

On institue un traitement tonique. Sirop d'iodure de fer. Vin de Bagnols. Bains sulfureux suivis de frictions sèches. Potion avec 2 gr. d'extrait de quinquina et 4 gouttes de teinture de noix vomique dont la dose est augmentée progressivement.

Le 22. Un peu d'amélioration dans la parole.

Le 25. Le côté droit paraît plus faible que le gauche. La sensibilité musculaire électrique est moindre que du côté gauche (appareils d'induction). A partir de ce jour séances d'électrisation quotidienne.

Le 16 février. Le malade prend actuellement 30 gouttes de teinture de noix vomique. Amélioration évidente. Il marche toujours les bras et les jambes écartés, mais il n'est plus obligé de prendre d'appui.

Le 28 mars. Le malade sort très amélioré. La figure a repris son expression, mais la marche est toujours mal assurée et la voix reste nasillarde.

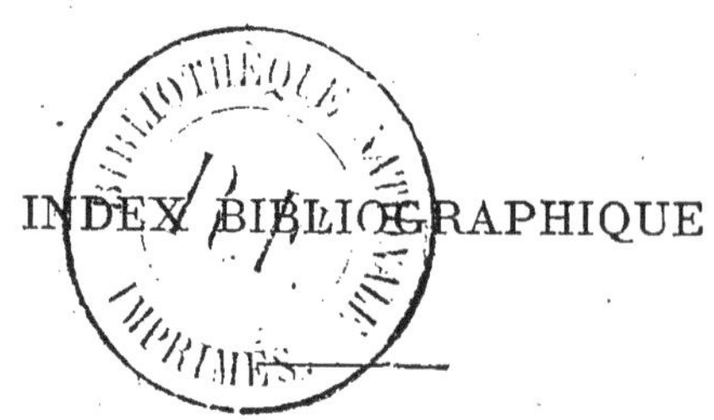

INDEX BIBLIOGRAPHIQUE

ACKER. — Deutsch. Arch. fur Klin. med., vol. XIII.
AUBRUN et PLOUVIEZ. — Union médicale, 3 août 1861.
BAILLY. — Thèse. Paris, 1872.
BARASCUT. — Gazette des hôpitaux, 1868.
BEAU. — Mémoire sur une affection cérébrale, etc. (Arch. g. de médecine, 1852.)
BILLARD. — Gazette médicale, 1865.
Boston medical and surgical journal (juillet 1876).
BOUCHUT. — Paralysie diphthérique. Gaz. Hôp., 1865.
BOUCHUT et LABADIE-LAGRAVE. — Comptes-rendus Acad. des sciences, 1872.
BRENNER. — Petersburger med. Zeitschrift, 1866.
BROWN SÉQUARD. — Leçons sur les paralysies des membres inférieurs, 1865.
BUHL. — Eimger über diphtherie. Zeitschrift für biol, 1868.
CAMUSET. — Gazette hôpitaux, 1873.
CHARCOT et VULPIAN. — Gazette médicale 1863.
CHOMEL. — Diss. hist. sur l'asp. du mal de gorge gang. Paris, 1749.
COLIN. — Mémoire de médecine militaire, 1860.
DEJERINE. — Arch. de phys. norm. et pathol., 1878.
DONDERS. — In Traité d'opht. de Wecker.
DUCHENNE (de Boulogne). — De l'électricité localisée.
EBERTH. — Correspondenz blatt, 1872.
ESQUIROL. — Maladies mentales, 1822.
FAURE. — Union médicale, 1857.
FOLLIN. — Pathologie externe.
GERLIER. — Thèse Paris, 1866.
GUBLER. — Archives de médecine, 1859. Gazette médicale, 1861.
HALLOPEAU. — Thèse agrégation, 1875.
HATTENBRENNER. — Jahrb. f. Kinderh, 1875.
HAYDEN. — Cas de paralysie après la diphthérie. Brit. med. J , 1868.
HEADLAND. — A case of diphtheric paralysis. Lancet, 8 fév. 1873.
HERMANN WEBER. — Ueber Lahmunger nach Dipht. Wirchow's Arch. XXIII.

HIRSCHSPRUNG. — Diphtheric paralysis. Hospitals Tetende, 1873.
HUGLINGS-JAKSON. — Lancet, 1873.
LABADIE-LAGRAVE. — Thèse Paris, 1873.
Lancet. — Février 1877.
LARUE. — Gazette des hôpitaux, 1873.
LEGROUX. — Gazette hebd., 1856.
LESPINE. — Thèse Paris, 1870.
LETZERICH. — Ueber Diphtheritis. Berlin, 1872.
LOYAUTÉ. — Thèse Montpellier, 1836.
MAINGAULT. — Sur les paralysies diphthéritiques, 1860.
MANSORD. — Thèse Paris, 1874.
MAX-JAFFÉ. — Schmidt's Jahrbuch, 1862.
MICHAUT. — Arch. de phys. norm. et path., 1871-1872.
MILLARD. — Thèse Paris, 58.
Il. Morgagni. — Contrib. à l'étude des paraly. dipht., 1873.
ODIN. — Lyon médical, 1876.
OERTEL. — Studien ueber diphtheritis Bayer artzlich intelligenz blatt 1868.
PAGENSTECHER. — Société d'opht. d'Heilderberg, 1864.
PARROT. — De l'athrepsie. Paris, 1876.
PÉRATÉ. — Thèse Paris, 1858.
PERCHANT. — Thèse Paris, 1875.
PERRIN. — Gazette des hôpitaux, 1874.
PIERRET. — Société de biologie, 1876.
POYET. — Thèse Paris, 1877.
QUISSAC. — Montpellier médical, 1873.
RENDU. — Thèse agrégation, 1875.
RICHARDSON. — Med. Times and Gazette, 1856.
RINGER. — Med. Times, 1868.
ROBINSON BEVERLEY. — Thèse Paris, 1872.
ROGER. — Archives générales de médecine, 1862.
SANNÉ. — De la diphthérie, 1877.
SÉE. — Bulletins de la Société médicale des hôpitaux, 1860 et 1861.
SENATOR. — Ueber Diphtherie. Arch. für Pathol. Anat. and Phys., 1872.
TAVIGNOT. — Revue de thérap. méd. chirurg., 1865.
THIBAUT. — Journal de méd. de l'Ouest, 1re série, 7e année.
TROUSSEAU. — Leçons de clinique médicale.
VULPIAN. — Maladies du système nerveux. Leçons faites à la Faculté de Paris, 1876.

A. PARENT, imprimeur de la Faculté de Médecine, rue M.-le-Prince, 31

119

www.ingramcontent.com/pod-product-compliance
Ingram Content Group UK Ltd.
Pitfield, Milton Keynes, MK11 3LW, UK
UKHW020409230726
13925UKWH00003B/1319